AF905763

Alles, was du über Hormone wissen musst

DK

Alles, was du über Hormone wissen musst

Gesund und glücklich in sechs Schritten

Hannah Alderson

EINFÜHRUNG 006

1. Hormone im Wandel 012

DIE HORMONKRISE 014

2. Das Haus der Hormone 020

IM EINKLANG MIT DEN HORMONEN 022
HORMONE SIND EINE SUPERKRAFT 028
ÖSTROGEN 032
PROGESTERON 042
DAS WEIBLICHE FORTPFLANZUNGSSYSTEM 047
TESTOSTERON 052
CORTISOL 056
INSULIN 066
DIE SCHILDDRÜSE 071
SEROTONIN 073
MELATONIN 075
OXYTOCIN 078
FSH UND LH 079
DAS ENDOKRINE SYSTEM 080
DER TANZ DER HORMONE 085
DER DARM UND HORMONE 087
DAS VAGINALE MIKROBIOM 092
DIE LEBER UND HORMONE 094
DREI GEFAHREN FÜR DIE HORMONELLE GESUNDHEIT 099
VIER HÄUFIGE URSACHEN VON HORMONSTÖRUNGEN 109

3. Die Positive Methode 116

DIE SECHS SÄULEN 118

POSITIVES HANDELN 119

SÄULE EINS BALANCE HALTEN 125

SÄULE ZWEI FARBENFROH ESSEN 137

SÄULE DREI BEWUSST ESSEN 159

SÄULE VIER MEHR BEWEGUNG 174

SÄULE FÜNF BESSER SCHLAFEN 184

SÄULE SECHS POSITIV LEBEN 195

SCHLUSSWORT 206

GLOSSAR 212

ADRESSEN 214

BIBLIOGRAFIE 216

REGISTER 219

DANK 222

Einführung

Während ich diesen Text verfasse, fühle ich mich großartig. Ich habe hart an meiner Gesundheit und an meiner persönlichen Entwicklung gearbeitet. Wie bei den meisten Dingen war aber auch eine Portion Glück im Spiel. Ich hatte das Glück, auf mein Bauchgefühl zu vertrauen, Fragen zu stellen und mich nicht mit einem Nein zufrieden zu geben, wenn Ärzte mich abwiesen. Ich hatte das Glück, eine liebevolle Familie und Zugang zu Bildung zu haben, was mir half, einen neuen Weg einzuschlagen und mein Wohlbefinden selbst in die Hand zu nehmen. Ich habe jetzt das Glück, symptomfrei mit zwei wunderbaren Kindern, Otis und Dusty, zu leben. Und ich habe das Glück, in meiner Praxis täglich Frauen zu unterstützen, die, wie ich damals, verloren und überfordert sind.

Das größte Glück ist jedoch, dass ich das, was ich heute über Hormone weiß, hier mit dir teilen kann, damit auch du davon profitierst. Es ist ein Privileg, beim Schreiben dieser Zeilen auf meine eigenen Erfahrungen zurückzublicken.
Ich gebe zu, es war eine weite Reise. Denn wie sicher viele Leserinnen aus erster Hand wissen, tanzen die Hormone schon mal aus der Reihe.

MEINE HORMON-GESCHICHTE

Während meiner Teenagerjahre war meine Periode oft unregelmäßig und schmerzhaft. In den 1990ern und frühen 2000ern war es die Norm, die Pille zu nehmen, also begann auch ich mit 16, Verhütungsmittel zu schlucken. Das hatte negative Auswirkungen auf mein Gewicht und führte zu schweren Stimmungsschwankungen. Daraufhin wurde mir ein anderes Produkt verschrieben, das ich über mehrere Jahre einnahm. Ich bin außerdem in einer Blütezeit der Diäten aufgewachsen. Mit Schaudern denke ich daran zurück, wie ich mit 16 mit meiner Mutter zu meinem ersten Diätklub-Treffen ging, bei dem genauso viele Ernährungstipps wie Marken-Diätriegel verteilt wurden.

Damals begann mein Kampf mit dem Jo-Jo-Effekt, ausgelöst durch ein ständig schwankendes Gewicht aufgrund einer Erkrankung namens polyzystisches Ovarialsyndrom oder PCOS. Obwohl ich alle gängigen Symptome zeigte, erkannte damals niemand, dass ich PCOS hatte. Die Diagnose erhielt ich erst fünf Jahre später. Doch je stärker mein Gewicht in meinen späten Teenagerjahren schwankte, desto mehr fixierte ich mich auf Diäten. Meine Gewichtsprobleme und Ängste bewirkten, dass ich ständig niedergeschlagen und antriebslos war.

Mit Anfang zwanzig beschloss ich schließlich, die Pille abzusetzen. Meine Periode kehrte nicht wieder zurück, doch mein Arzt meinte, das sei kein Grund zur Sorge. Anderthalb Jahre später war sie immer noch nicht wieder da. Dafür hielten Gewichtsschwankungen, Angstgefühle und Hautprobleme unvermindert an.

Ich verstand nicht, was mit mir los war. Warum bekam ich schon beim Anflug einer stressigen Situation Atemnot? Warum konzentrierten sich die überzähligen Pfunde auf meine Körpermitte? Warum war ich ständig müde? Warum war meine Haut entzündet und fleckig? Nach außen hin war ich eine kluge und beliebte Theaterwissenschaftlerin mit erstklassigem Abschluss. Aber in Wirklichkeit fühlte ich mich wie eine Versagerin. War ich keine richtige Frau, weil ich keine Periode hatte? War ich nicht begehrenswert, weil ich nicht dünn war? Das Traurigste daran ist, dass ich nie wirklich übergewichtig war. Ich war nur eine junge Frau, die wie so viele andere Frauen versuchte, unrealistischen Schönheitsidealen gerecht zu werden.

Als ich 21 war, kam zum ersten Mal der Verdacht auf PCOS auf. Die offizielle Diagnose kam jedoch erst, nach-

PCOS

PCOS ist eine endokrine Störung, die durch ein hormonelles Ungleichgewicht verursacht wird und meist zu einer übermäßigen Produktion von Testosteron, Cortisol und Insulin führt. Die Symptomatik ist individuell. PCOS kann mit Insulinresistenz, Entzündungen und hohem Stress in Verbindung gebracht werden. Häufige Symptome sind unregelmäßige oder ausbleibende Perioden, Gewichtsschwankungen, Angstzustände, Müdigkeit, übermäßiger Haarwuchs, Schlafstörungen und Hauterkrankungen.

dem Jahre später bei einem Routineabstrich abnormale Zellen am Gebärmutterhals gefunden wurden. Eine Untersuchung der Eierstöcke und weitere Bluttests bestätigten sie, doch niemand erklärte mir, was es damit auf sich hatte.

Damals wusste ich nicht, dass weltweit schätzungsweise acht bis 13 Prozent der Frauen von PCOS betroffen sind. Dennoch bleiben laut Weltgesundheitsorganisation bis zu 70 Prozent der Fälle undiagnostiziert.

Nach der PCOS-Diagnose riet man mir, entweder sofort wieder mit der Pille anzufangen oder abzuwarten, bis ich Kinder haben wollte, und dann mit der Einnahme von Metformin (ein Medikament gegen Typ-2-Diabetes) oder Clomifen (ein Medikament, das den Eisprung bei Frauen stimuliert) zu beginnen. Das Wort »Unfruchtbarkeit« fiel und setzte sich in meinem ohnehin schon ängstlichen Unterbewusstsein fest. Würde ich auch hier versagen? Ich beschloss, mit der Medikation abzuwarten, bis ich eine Familie gründen wollte.

Um mein Jo-Jo-Gewicht in den Griff zu bekommen, probierte ich es mit Sport und Diäten. Atkins, Dukan, die Apfeldiät, das Ahornsirupfasten und Veganismus – ich habe alles mitgemacht. Aber weniger zu essen und mehr Sport zu treiben hilft bei Stoffwechselproblemen nicht. Wenn dein Stoffwechselprofil dazu führt, dass dein Körper das Ansammeln von Fett priorisiert, werden alle Abnehmanstrengungen ins Leere laufen. Herkömmliche medizinische Ratschläge sind bei den erhöhten Insulin- und Cortisolwerten, die mit PCOS einhergehen, oft wenig hilfreich. Viele Frauen werden im Stich gelassen, weil ihre Ansprechpartner die Komplexität dieser Störung nicht verstehen.

Um die Jahrtausendwende lebte ich in New York. Ich trank Diät-Cola, schlief wenig, ernährte mich schlecht, und meine Beautyroutine bestand aus Reinigungstüchern. Ich wusste nicht, dass dieser entzündungsfördernde Lebensstil, gepaart mit Stress, mein hormonelles Ungleichgewicht nur vergrößerte und eine weitere Krankheit, von der ich erst später erfuhr, verschlimmerte: Endometriose. Mit 26 bekam ich starke Schmerzen im Unterleib, die von beiden Eierstöcken auszugehen schienen. Ich hatte mir kurz zuvor eine hormonfreie Kupferspirale einsetzen lassen, da mir gesagt wurde, diese sei besser für mich als die Pille. Ich nahm an, dass die

ENDOMETRIOSE

Endometriose ist eine östrogenabhängige Entzündung, die auftritt, wenn Gewebe, das der Gebärmutterschleimhaut ähnelt, außerhalb der Gebärmutter wächst. Man kann es sich wie eine Menstruationsblutung vorstellen, die im Körper auftritt, aber nirgendwohin kann, sodass sich schmerzhafte Läsionen und Entzündungen bilden.

Spirale die Ursache für die Schmerzen war. Ich war auch ständig müde, aber das führte ich auf die langen Nächte in der Stadt zurück. So lebte ich mein »bestes Leben« wie es jede junge Frau in ihren Zwanzigern tut.

Eines Tages wurden die Schmerzen so stark, dass ich das Haus nicht mehr verlassen konnte. Sex war schmerzhaft. Der Gang zur Toilette war schmerzhaft. Alles war schmerzhaft! Bei Erkrankungen wie Endometriose sieht man die Quelle der Schmerzen nicht. Aber, wenn man sie nicht sehen kann, ist sie dann überhaupt da? Man gab mir das Gefühl, ich würde mir das alles nur einbilden, etwas, das ich immer noch allzu oft von meinen Klientinnen höre. Medizinische Fachleute sagten mir, ich hätte »Blähungen«. Ich sollte »weniger essen«, »mich mehr bewegen« und »abnehmen«. Irgendwann wurden mir sogar Antidepressiva angeboten. Ich wurde abgewiesen und manipuliert. Ich fühlte mich vom Gesundheitssystem alleingelassen und hatte große Angst, nie Mutter zu werden. Irgendetwas musste sich ändern.

AUF EIGENE FAUST

Zu diesem Zeitpunkt, ich war 27 Jahre alt, begann ich, eigene Nachforschungen anzustellen. Ich fing an, nach Nahrungsergänzungsmitteln zu suchen, die bei PCOS helfen könnten. Was könnte dieser oder jener Tee bewirken? Welche Vorteile könnte Mönchspfeffer haben? Ich verbrachte Stunden in Reformhäusern, diesen Schatzkammern voller Pulver und Kräuter. Ich konsultierte auch eine Homöopathin. Obwohl mir bald klar wurde, dass Homöopathie nichts für mich war, brachte sie mich dazu, über Essen und Ernährung nachzudenken. Nachdem ich die Arbeit der integrativen

Gynäkologin und PCOS-Expertin Dr. Felice Gersh entdeckt hatte, fing ich an, den Zusammenhang zwischen Ernährung und PCOS zu erkunden. Zum ersten Mal bekam ich eine Ahnung davon, was PCOS wirklich war.

Ich hörte mit Diät-Cola auf, begann mit dem Laufen und trank morgens Smoothies, anstatt das Frühstück auszulassen. All dies wirkte sich positiv auf meine geistige Gesundheit und mein Energieniveau aus. Einflussreiche Frauen aus der Wellness-Szene wie Madeleine Shaw und Ella Woodward inspirierten mich, einen Blog zu starten, und kurz darauf fragte mich meine Mutter: »Warum folgst du nicht deiner Leidenschaft und studierst Ernährungswissenschaften?«

Mir wurde klar, dass dies der Weg war, den ich gehen musste, um die beste Version meiner selbst zu sein und Frauen in ähnlichen Situationen zu helfen. Dieser Wunsch brachte mich dazu, mich zur Ernährungsberaterin (mit Zertifikat der British Association for Nutrition and Nutritional Therapy) und Therapeutin für funktionelle Medizin ausbilden zu lassen. Ich gewann ein tiefes Verständnis dafür, wie wichtig Ernährung, Lebensstil und eine positive Einstellung für die hormonelle Gesundheit sind.

Ich änderte meine Ernährung und erstellte meinen eigenen Nahrungsergänzungsplan. Meine Periode kam zurück und war jetzt regelmäßig. Im Alter von 30 Jahren schob ich all die schlechten Erfahrungen der letzten Jahre beiseite und suchte wegen meiner Schmerzen einen Spezialisten in London auf. Dr. Colin Davis hörte mir wirklich zu und veränderte mein Leben. Endlich erhielt ich eine formelle Diagnose: Ich hatte schwere Endometriose im vierten Stadium. Ich hatte Läsionen um meine Eileiter, Eierstöcke und im Douglas-Raum, das ist der Bereich zwischen Gebärmutter und Rektum.

Nach der Operation ließen die Symptome der Endometriose und des PCOS allmählich nach. Dies wurde unterstützt durch Umstellungen in der Ernährung, wie den Wechsel zu blutzuckerregulierender Vollwertkost anstelle von hochverarbeiteten Lebensmitteln, sowie durch Krafttraining anstelle von intensiven Cardio-Workouts. Ich entdeckte die positiven Praktiken der kreativen Selbstfürsorge für mich.

BLICK NACH VORNE

Seit sieben Jahren betreibe ich nun eine Privatpraxis für Frauengesundheit. Ich vermittle Frauen das Wissen, das sie brauchen, um hormonelle Gesundheit und Glück durch Ernährung, Schlaf, Bewegung, Selbstliebe und eine positive Einstellung zu erreichen.

Dieses Buch habe ich geschrieben, um auch dir ganzheitliche Werkzeuge zur Erhaltung der hormonellen Gesundheit an die Hand zu geben. Es ist nicht nur für Frauen gedacht, die an hormonell bedingten Erkrankungen wie PCOS und Endometriose leiden, sondern für alle, die jemals Schwierigkeiten hatten zu verstehen, was in ihrem eigenen Körper vor sich geht. Die Schmerzen ertragen haben, weil sie dachten, es sei es nicht wert, darüber zu sprechen. Oder von Medizinern verständnislos abgewiesen wurden. Ich möchte, dass sie wissen, dass ich in ihrer Situation war – und dass sie die Macht haben, ihre Lage zu verbessern.

Heutzutage wissen wir besser, welche entscheidende Rolle Hormone in fast jedem Lebensabschnitt einer Frau spielen – von der ersten Periode bis zu den Wechseljahren und darüber hinaus. Wir wissen, dass Mädchen im Teenageralter häufiger von Angstzuständen betroffen sind. Wir wissen um die Hormon-Achterbahnfahrt junger Mütter und ihr erhöhtes Risiko für eine Depression. Es wird heute viel mehr über die Perimenopause und die Wechseljahre gesprochen, und es gibt einen besseren Zugang zu Hormonersatztherapien. Hormone erhalten allmählich die Aufmerksamkeit, die sie verdienen.

Doch trotz dieser Fortschritte wird die Hormongesundheit immer noch oft missverstanden und abgetan, und das Internet ist voller widersprüchlicher Informationen. Dieses Buch ist ein umfassender Leitfaden zu allen Themen rund um Hormone – egal, ob du gerade in der Pubertät steckst, dir ein Baby wünschst oder dich in den Wechseljahren befindest. Je mehr man weiß, desto besser ist man in der Lage, Entscheidungen zu treffen, die die Gesundheit verbessern – und damit auch das Leben.

Den Hormonhaushalt in den Griff zu bekommen, kann einfach, bezahlbar und – wenn ich das so sagen darf – sogar unterhaltsam sein. Lass uns beginnen.

1.

Hormone im Wandel

Die Hormonkrise

Das Bild von der Frauengesundheit wandelt sich. Fettleibigkeit ist so verbreitet wie nie zuvor und Mädchen kommen immer früher in die Pubertät. Die Krebs- und Unfruchtbarkeitsraten bei jüngeren Frauen steigen und die Forschung zeigt, dass die Symptome der Menopause früher einsetzen und stärker werden. Mikroplastik, das den Hormonhaushalt stört, indem es Hormone nachahmt oder blockiert, wurde in menschlichen Herzen und Plazentas gefunden. Der Hormonhaushalt ist heutzutage immer öfter gestört.

Unsere Hormone und unsere DNA haben sich im Laufe der Jahrzehnte nicht verändert – die Welt schon. Ernährung, Lebensstil, große Lebensmittelkonzerne, Massenlandwirtschaft, Giftstoffe, Plastik, Pandemien, Technologie, Smartphones und Stresslevel – kein leichter Ort für die Hormone. Erschöpfung wird der Ruhe vorgezogen, immer längere Arbeitszeiten, süchtig machende Smartphones, hochverarbeitete Lebensmittel, Mikroplastik und ungesundes Leitungswasser bilden eine giftige Mischung. Die Welt ist heute anders als vor 50 Jahren – ganz zu schweigen von vor Millionen von Jahren, als die Blaupause für unsere Hormonfunktion festgelegt wurde. Jede Frau sollte Mittel und Wege haben, ihren Hormonen »unter die Arme zu greifen«.

SIND DIE HORMONE WIRKLICH SCHULD?

»Hormongesteuert« zu sein ist normalerweise kein Kompliment; wir geben unseren Hormonen schnell die Schuld für fast alles. Woher kommt diese Negativität? Der Begriff »Hormon« wurde vor über einem Jahrhundert geprägt. Bereits davor wurde ausführlich über die Funktionsweise des weiblichen endokrinen Systems diskutiert und Theorien wurden aufgestellt, hauptsächlich von Männern, die äußerst unwissenschaftliche Methoden verwendeten und den Schwerpunkt auf emotionale Ursachen legten, nicht auf biologische. Die alten Ägypter glaubten, dass irrationales Verhalten bei Frauen durch die spontane Bewegung ihrer Gebärmutter verursacht wurde. Die Griechen ließen weitere Geschichten über die Anfälligkeit von Frauen für psychische

Störungen folgen und führten sie auf eine »unglückliche« Gebärmutter zurück, die an sexueller Aktivität und Kindererziehung gehindert wurde. Sie erklärten, dass Heilung durch eine Katharsis in Form von Weinorgien (natürlich unter der Leitung eines männlichen Priesters) bestehe.

Nach Jahrhunderten beschämender Bezeichnungen wie »hysterisch« und »hormongesteuert« wird uns auf der Suche nach Hilfe für »Frauenprobleme« immer noch oft die Tür vor der Nase zugeschlagen, und das schneller als man »Hexe« sagen kann. Es gibt einen generationenübergreifenden Instinkt, unsere Hormone zu beschuldigen. Eine unbewusste Voreingenommenheit gegenüber unserer erstaunlichen Biologie. Damit ist jetzt Schluss: Unsere Hormone sind nicht schuld. Im Gegenteil: Hormone sind eine Superkraft. Du musst nur mit ihnen arbeiten, nicht gegen sie.

BESCHWICHTIGUNG

Angesichts mangelnder Hilfsbereitschaft bei der Bekämpfung von Symptomen und medizinischem Gaslighting haben viele von uns das Gefühl, dass unsere Beschwerden nicht ernst genommen werden. Viele Frauen suchen daher in den sozialen Medien nach Gesundheitsratschlägen. Untersuchungen aus den USA, China, Großbritannien, Deutschland und Japan haben ergeben, dass 33 Prozent der Generation Z, 26 Prozent der Millennials, 14 Prozent der Generation X und 5 Prozent der Babyboomer soziale Medien nutzen, um Unterstützung zu finden und über Krankheiten zu sprechen.

Einem Strategiebericht zur Frauengesundheit der britischen Regierung zufolge haben vier von fünf Frauen das Gefühl, dass ihnen medizinische Fachkräfte nicht zuhören. Frauen über 65 gaben an, sich »unsichtbar« zu fühlen.

Weltweit dauert es durchschnittlich 6,6 Jahre, bis Erkrankungen wie Endometriose diagnostiziert werden. Frauen mit Endometriose beklagen, dass ihre Erkrankung nicht ernst genommen wird. Frauen mit PCOS klagen über das mangelnde Engagement medizinischer Fachkräfte und die fehlenden Informationen. Millionen von Frauen treten in die Wechseljahre ein, ohne die nötige Unterstützung zu erhalten.

Mit dem Finger auf die Ärzteschaft zu zeigen, wird allerdings nicht viel bringen. Der Mangel an Finanzierung und Forschung im Bereich der Frauengesundheit ist offensichtlich, und auf der ganzen Welt sind Frauen immer wieder mit einem System konfrontiert, das auf einem von Männern für Männer geschaffenen Konzept beruht.

»Mein Arzt sagt, ich soll abnehmen.«

»Ich kämpfe schon seit Jahren.«

»Es ist alles so festgefahren.«

»Ich fühle mich alleingelassen.«

»Ich weiß nicht, an wen ich mich wenden soll.«

EINE NEUE ÄRA DER HORMONGESUNDHEIT

Dennoch ist ein Wandel im Gange. In den letzten Jahren entstanden von Frauen geführte Bewegungen, die sich nicht nur mit dem geschlechtsspezifischen Lohngefälle, sondern auch mit dem geschlechtsspezifischen Schmerzgefälle, flexiblen Arbeitszeiten und der Sensibilisierung für die Bedürfnisse von Frauen in den Wechseljahren am Arbeitsplatz befassen. Dies sind ermutigende Anzeichen dafür, dass sich eine positive Veränderung für die Gesundheit von Frauen abzeichnet. Möglicherweise stehen wir sogar am Rande eines Generationswechsels. Frauen der Millennial-Generation gehen proaktiv in die Perimenopause, indem sie sich auf die »Millenopause« vorbereiten. Frauen stellen heute mehr Fragen und ergreifen Maßnahmen, aber es bleibt noch viel zu tun.

Laut dem Bericht des Global Women's Health Index sind »Frauen gestresster, besorgter, wütender und trauriger als zu jedem anderen Zeitpunkt im letzten Jahrzehnt«. Die Coronapandemie hatte erhebliche Auswirkungen auf den Stress und die psychische Gesundheit von Frauen. Basierend auf Daten aus Großbritannien, den USA und Europa ergab eine Studie aus dem Jahr 2022 mit dem Titel »Das weibliche Glücksparadoxon«, dass Männer im Allgemeinen glücklicher seien als Frauen und dass sich Covid stärker negativ auf das Glück von Frauen auswirke als auf das von Männern. Die Studie ergab jedoch auch, dass Frauen während der Pandemie eine größere Widerstandsfähigkeit zeigten – ihr Glücksempfinden erhole sich schneller als das von Männern.

Stress, hormonstörende Chemikalien, geschlechtsspezifische Unterschiede in Pflege und Forschung, Fehlinformationen, sozialer Druck, hochverarbeitete Lebensmittel und ein sitzender Lebensstil haben das perfekte Klima für ein Hormonungleichgewicht geschaffen. Es ist belegt, dass das durchschnittliche Pubertätsalter bei Mädchen seit den 1970er-Jahren um etwa drei Monate pro Jahrzehnt gesunken ist, während die Zahl der PCOS-Erkrankungen weltweit alarmierend ansteigt. Fälle von vorzeitiger Menopause werden mit hormonstörenden Chemikalien in Flammschutzmitteln und steigenden Fettleibigkeitsraten in Verbindung gebracht. Die Geburtenraten sinken.

Selbstverständlich sind Geburtenraten von vielen verschiedenen Faktoren abhängig. Neben Veränderungen endokriner Systeme spielen soziale und wirtschaftliche Faktoren eine Rolle, von wirtschaftlicher Unsicherheit und Beschäftigungsdruck über den Zugang zu Verhütungsmitteln bis zu einem höheren Alter bei der ersten Schwangerschaft als in früheren Generationen. Dies sind komplexe Statistiken, aber man kann annehmen, dass der Anstieg weiblicher endokriner Störungen und sinkende Spermienraten (es gehören immer zwei dazu) ihren Teil beitragen.

HORMONELLE GESUNDHEIT

Hormonelle Gesundheit und Wohlbefinden können durch eine ausgewogene Ernährung, Bewegung, Schlaf und eine positive Einstellung gefördert werden.

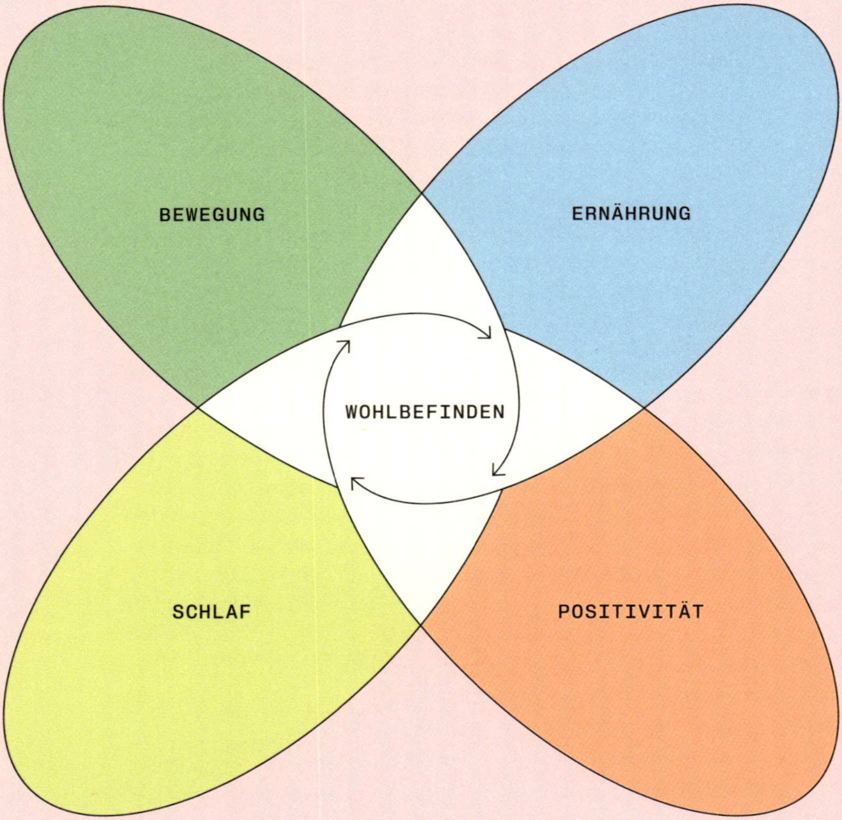

Es bedarf weiterer Forschung, um zu zeigen, wie Giftstoffe, Pestizide, Schimmelpilze und andere hormonelle Störfaktoren unseren Hormonhaushalt beeinflussen. Anstatt uns vor dem Sturm zu verstecken, ist es an der Zeit, dass wir uns ihm stellen. Wir können das Wetter vielleicht nicht ändern, aber wir können lernen, uns darauf vorzubereiten.

DEN KURS FESTLEGEN

Unsere Einstellung zur hormonellen Gesundheit muss sich weiterentwickeln. Wir müssen unsere Geschichten teilen, um aufzuklären, zu stärken und das Narrativ zu ändern. Dieses Buch enthält alles, was ich auf meiner Gesundheitsreise gelernt habe – sowohl persönlich als auch beruflich. Ich nutze die neuesten wissenschaftlichen Erkenntnisse, um Frauen darin zu bestärken, Verantwortung für ihre hormonelle Gesundheit zu übernehmen.

Jede Facette unseres Lebens beeinflusst, wie unser Körper funktioniert. Jeder der folgenden Aspekte ist ein wichtiges Werkzeug:

ERNÄHRUNG
BEWEGUNG
SCHLAF
POSITIVITÄT

Die richtige Ernährung, gesunde Bewegung, guter Schlaf und eine positive Einstellung können viel bewirken. Durch meine Klientinnen habe ich gelernt, dass unser Körper mit uns kommuniziert und mit Symptomen zeigt, wenn er unglücklich ist. Ich werde dir beibringen, zuzuhören und zu reagieren.

Im Gegenzug bitte ich dich, den Fokus von der Frustration – ob es nun deine Hormone, das Gesundheitssystem oder korrupte Unternehmen sind – wegzulenken und dich stattdessen auf die Schritte zu konzentrieren, die du für eine glücklichere, gesündere Zukunft unternehmen kannst. Dies ist eine Chance für positive Veränderung. Das Beste kommt noch.

2.

Das Haus der Hormone

Im Einklang mit den Hormonen

Hormone sind die treibenden Kräfte hinter unserer Energie, dem Schlaf, der Stimmung, unserem Taillenumfang, der Libido und dem allgemeinen Wohlbefinden. Sie schützen uns und helfen, Leben zu schenken, halten das Herz am Schlagen, formen die Bindung zwischen einem Neugeborenen und seinen Eltern und fördern das Größte auf Erden – die Liebe.

Was kann also schiefgehen?

In unserem Inneren sind wir biologische Maschinen, die darauf programmiert sind, zu überleben. Der Körper schützt sich selbst und ist dank der Evolution und einiger Optimierungsmechanismen eines der erstaunlichsten biologischen Systeme auf dem Planeten.

Damit alles funktioniert, müssen die Hormone im Gleichgewicht sein, wobei alle Beteiligten sehr empfindlich auf ihre Umgebung reagieren. Dieses äußerst komplizierte Zusammenspiel nennen wir das endokrine System. Im Hormonhaushalt sind Kettenreaktionen möglich wie in einer Reihe Dominosteine: Wenn einer fällt, können auch alle anderen fallen. Insbesondere zwei Hormone, Cortisol und Insulin, dominieren, wenn es darum geht, andere Hormone zu beeinflussen.

Cortisol, das von den Nebennieren produziert wird, ist das wichtigste Stresshormon und am Schlaf-Wach-Rhythmus, am Stoffwechsel sowie an der Immunreaktion beteiligt. Insulin, das von der Bauchspeicheldrüse produziert wird, reguliert den Blutzucker. Zur Hormonbalance gehört daher hauptsächlich, ein Gleichgewicht zwischen diesen beiden Hormonen herzustellen.

Vielleicht hast du das Gefühl, dass Hormone nichts als Kummer und Frustration bereiten? Das Gegenteil ist der Fall. Eigentlich stehen dir die Hormone zur Seite. Der Trick besteht darin, im Einklang mit ihnen zu arbeiten, nicht gegen sie. Sie sind die Figuren im Drehbuch deines Lebens – jede spielt eine Rolle, die aber von dir beeinflusst werden kann.

DIE FAMILIE KENNENLERNEN

Es gibt über 50 Hormone im menschlichen Körper. Müssen wir die alle kennen? Nein. Wir werden uns nur auf die wichtigsten konzentrieren, denn das Leben ist zu kurz, um Kalorien zu zählen, Bettwäsche zu bügeln oder jedes einzelne Hormon im menschlichen Körper beim Namen zu kennen. Nachfolgend findest du eine abgespeckte Liste.

CORTISOL Steroid-Stresshormon	**INSULIN** Glukoseregulator
OXYTOCIN Liebeshormon	**MELATONIN** Schlafhormon
SEROTONIN Glückshormon	**SCHILDDRÜSENHORMONE** Stoffwechselregulatoren, beeinflussen Energie, Wachstum und Stoffwechsel
ÖSTROGEN, PROGESTERON, TESTOSTERON Geschlechts- und Fortpflanzungshormone	**FSH UND LH** Follikelstimulator (FSH) und Eisprungauslöser (LH)

SENSIBLE HORMONE

Manche Hormone sind empfindlicher als andere. Die männlichen Geschlechtshormone beispielsweise sind im Allgemeinen robuster als die weiblichen, die anfälliger für Störungen sind.

Wenn sich Östrogen nicht so verhält, wie es sollte, kann sich dies in unregelmäßigen oder starken Perioden, Gewichtszunahme, Brustspannen, Histaminintoleranz, Blähungen oder Kopfschmerzen äußern. Wenn die Schilddrüse nicht richtig arbeitet, umfassen die Symptome Gewichtszunahme, Müdigkeit, brüchiges Haar, Kälteempfindlichkeit, Herzklopfen, Muskelschmerzen und Verstopfung. Wenn das Progesteron aus dem Gleichgewicht geraten ist, können starke Ängste, geringere Libido, kürzere und leichtere Perioden, Schmierblutungen, Hitzewallungen oder Schlafstörungen die Folge sein.

Die Hormone sind darauf ausgerichtet, die Gesundheit optimal zu unterstützen, doch Ernährungsweisen und Lebensstile können das Gleichgewicht der Hormone schädigen (siehe S. 107–108). Für die Aufrechterhaltung der hormonellen Gesundheit sind Aufmerksamkeit und Pflege essenziell.

Jeder Aspekt des Lebens hat Auswirkungen auf den Körper. Hormone benötigen bestimmte Nährstoffe für die Produktion, Funktion und Erhaltung. Dabei spielt die Ernährung eine wichtige Rolle, sie kann das Hormonbild verändern – ebenso wie Schlaf, Bewegung und eine positive Einstellung.

Wenn etwas schiefläuft, melden sich die Hormone zu Wort und beeinflussen von der Stimmung bis zum Schlafrhythmus alles. Denk immer daran, dass sie in erster Linie Boten sind. Achte einmal darauf, welche hormonellen Symptome derzeit bei dir auftreten.

HORMONELLES GLEICHGEWICHT

Der Körper spricht die ganze Zeit mit uns. Ich habe bei vielen hundert Klientinnen aus erster Hand erlebt, wie der Körper von Frauen kommuniziert, insbesondere wie er täglich mit Anzeichen und Symptomen zeigt, dass er nicht glücklich ist. Ich möchte dir beibringen, wie du zuhören und reagieren kannst.

Welche Hinweise gibt dein Körper im Moment?

Wie war es in der letzten Woche?

Warum hast du zu diesem Buch gegriffen?

Dies ist ein guter Zeitpunkt, um auf den Boden der Tatsachen zu kommen und sie zu Papier zu bringen. Eine Möglichkeit hierfür ist der Fragebogen zur Selbsteinschätzung, den ich den Klientinnen in meiner Praxis vorlege (siehe S. 26–27).

Er ist eine Art Zeitstempel der Symptome und ermöglicht es, Fortschritte sichtbar zu machen. Du kannst damit deinen Erfolg messen, ohne dich auf irreführende Indikatoren wie Gewicht oder BMI verlassen zu müssen. (Der Body-Mass-Index ist eine stark vereinfachte Berechnung, die im 19. Jahrhundert von einem Kerl erfunden wurde und genauso fehlerhaft ist wie ein von Hand geschnitztes Lineal.)

Je mehr du während des Prozesses auf deinen Körper und die Signale der Hormone achtest, desto besser. Mach dir Notizen in deinem Tagebuch oder in einer Notizen-App und ordne dabei jedes Gefühl und Symptom mit einem Schweregrad zwischen 1 und 10 ein. Die Werte dienen als Bezugspunkte, auf die du in ein paar Wochen, Monaten und dann möglicherweise in einem Jahr zurückblicken kannst.

Dein Weg ist einzigartig – vergleiche ihn nicht mit dem anderer. Wenn deine Intuition dir sagt, dass du dich glücklicher und gesünder fühlst, bist du auf dem richtigen Weg.

Nachdem du festgestellt hast, wie es dir geht, wollen wir uns ansehen, was die Tür zu optimaler Gesundheit, mehr Energie, besserem Schlaf und einem gesteigerten Glücksempfinden öffnen kann: Es sind deine Hormone, denn sie sind eine Superkraft.

Bewerte die folgenden Punkte auf einer Skala von 1 bis 10:

GLÜCKSEMPFINDEN

Fällt dir das Lachen und Lächeln leicht, oder fühlst du dich niedergeschlagen und unglücklich?

1	2	3	4	5	6	7	8	9	10

EXTREM UNGLÜCKLICH — SEHR GLÜCKLICH

STIMMUNG

Leidest du unter Stimmungsschwankungen? Bist du leicht reizbar oder fühlst du dich derzeit stabil und ruhig?

1	2	3	4	5	6	7	8	9	10

EXTREM LAUNISCH — STABIL

ENERGIE

Hast du den ganzen Tag über ausreichend Energie oder fühlst du dich oft müde und träge?

1	2	3	4	5	6	7	8	9	10

STÄNDIG MÜDE — VOLLER ENERGIE

BLÄHUNGEN

Fühlst du dich derzeit aufgebläht und körperlich unwohl?

1	2	3	4	5	6	7	8	9	10

EXTREM AUFGEBLÄHT — NICHT AUFGEBLÄHT

SELBSTVERTRAUEN

Bist du dir deiner selbst und deiner Fähigkeiten im Moment sicher oder mangelt es dir an Selbstvertrauen und du fühlst dich unwohl in deiner Haut?

1	2	3	4	5	6	7	8	9	10

KEIN SELBSTVERTRAUEN — SELBSTVERTRAUEN

KONZENTRATION

Wie leicht fällt es dir, dich zu konzentrieren? Verlierst du oft den Faden oder bist du immer bei der Sache?

1	2	3	4	5	6	7	8	9	10

UNKONZENTRIERT — SEHR KONZENTRIERT

HEISSHUNGER

Hast du Heißhunger auf Süßes, insbesondere einige Stunden nach dem Essen? Isst du aufgrund von Heißhunger regelmäßig Süßes?

1	2	3	4	5	6	7	8	9	10

EXTREMER HEISSHUNGER — KEIN HEISSHUNGER

AUFSTEHEN

Springst du morgens aus dem Bett und nutzt den Tag, oder drückst du regelmäßig die Schlummertaste?

1	2	3	4	5	6	7	8	9	10

SCHWIERIGKEITEN, WACH ZU WERDEN — PUTZMUNTER

SCHLAF

Fällt es dir schwer, einzuschlafen, oder schläfst du ein, sobald dein Kopf das Kissen berührt?

1	2	3	4	5	6	7	8	9	10

SCHWIERIGKEITEN, EINZUSCHLAFEN — SCHNELLES EINSCHLAFEN

STRESS

Bist du besonders gereizt, wütend, weinerlich und ängstlich oder eher gelassen und ruhig?

1	2	3	4	5	6	7	8	9	10

EXTREM GESTRESST — TOTAL GELASSEN

HAUT

Hast du derzeit eine klare, gesund aussehende Haut oder leidest du unter Ausschlägen oder ungewöhnlich fettiger Haut?

1	2	3	4	5	6	7	8	9	10

HAUTPROBLEME — KEINE HAUTPROBLEME

POSITIVITÄT

Hältst du dein Glas für halb voll oder für halb leer? Bist du dankbar und hoffnungsvoll oder fällt es dir schwer, positiv zu denken?

1	2	3	4	5	6	7	8	9	10

NEGATIVE GEDANKEN — POSITIVE GEDANKEN

PRODUKTIVITÄT

Kannst du effizient arbeiten, Aufgaben erledigen und To-do-Listen abarbeiten oder fällt es dir schwer, Dinge zum Abschluss zu bringen?

1	2	3	4	5	6	7	8	9	10

EXTREM UNPRODUKTIV — EXTREM PRODUKTIV

BEZIEHUNG ZUM ESSEN

Hast du die Kontrolle über dein Essverhalten und bist du mit dem, was du isst, zufrieden oder denkst du viel über Essen nach und verbindest das mit Schuld- und Schamgefühlen?

1	2	3	4	5	6	7	8	9	10

SCHLECHTE BEZIEHUNG — GUTE BEZIEHUNG

Hormone sind eine Superkraft

Was sind Hormone, was bewirken sie, und warum sind sie so mächtig?

Hormone sind chemische Botenstoffe, die durch den Körper wandern und Physiologie und Verhalten regulieren. Sie sind hochkomplex und die Definition kann schwierig sein, da einige Moleküle mehrere Funktionen im Körper erfüllen. Vitamin D beispielsweise ist sowohl ein Vitamin als auch ein Hormon, während Serotonin sowohl ein Hormon als auch ein Neurotransmitter ist.

Egal wie frustrierend deine Beschwerden sein mögen, gib nicht den Hormonen die Schuld. Ich weiß, wie verlockend das sein kann. Jahrelang habe ich meine Hormone verteufelt, anstatt herauszufinden, was sie aus dem Gleichgewicht bringt. Nutze diese Gelegenheit, deine Perspektive zu ändern und die Hormone in ein positives Licht zu rücken.

Bei der Methode, die du hier erlernen wirst, geht es darum, mit den Hormonen zusammenzuarbeiten. Jede gesunde Beziehung beginnt mit Verständnis, tauchen wir also etwas tiefer in das Thema ein.

CHOLESTERIN: DER HORMON-BAUMEISTER

Am Anfang war ... das Cholesterin. Ohne Cholesterin gäbe es keine Sexual- und Steroidhormone. Wir bezeichnen Cholesterin als Hauptsubstrat für die Biosynthese von Sexual- und Steroidhormonen – eine elegante Umschreibung dafür, dass es der Rohstoff ist. Hormone wie Östrogen, Progesteron, Testosteron und Cortisol haben alle dasselbe Grundgerüst: Cholesterin.

Etwa 80 Prozent des Cholesterins werden von der Leber produziert und für den Transport im Blutkreislauf in Lipoproteine – Fett- und Proteinpakete – verpackt. Die restlichen 20 Prozent stammen aus dem Cholesterin in der Nahrung, die wir zu uns nehmen.

Cholesterin erfüllt viele biologische Funktionen und übernimmt auf zellulärer Ebene eine Reihe wichtiger

Aufgaben – zum Beispiel die Synthese von Vitamin D. Jede Körperzelle besitzt eine Phospholipidschicht (Lipid ist Fett). Cholesterin wird für die Funktionsfähigkeit der Zellmembranen benötigt, deren Fließfähigkeit und Festigkeit es unterstützt. Hauterkrankungen sind oft ein deutliches Zeichen für eine unzureichende Aufnahme essenzieller Fettsäuren. Deshalb sind der Verzehr hochwertiger Fette und die Pflege der Leber für die Hormongesundheit so wichtig.

HORMONSYNTHESE UND WIRKUNGSWEISE

Der erste Schritt der Hormonsynthese ist die Umwandlung des Cholesterins in Pregnenolon. Pregnenolon ist die Vorstufe und das Ausgangssubstrat für DHEA (Dehydroepiandrosteron), Progesteron, Cortisol, Testosteron und Östrogen.

Aus dem Pregnenolon entstehen über mehrere Zwischenschritte die verschiedenen Steroidhormone, die dann Botschaften übermitteln können. Dazu wird das Hormon ins Blut abgegeben und reist durch den Blutkreislauf im ganzen Körper. Hormone, die durch den Körper wandern, steuern

ZUSAMMENSETZUNG DER HORMONE

Steroidhormone sind fettbasierte Hormone, die aus Cholesterin gewonnen werden. Dazu gehören Sexualhormone (hauptsächlich aus den Eierstöcken) und Stresshormone (hauptsächlich aus den Nebennieren). Dennoch können die Nebennieren auch einige Sexualhormone produzieren und die Eierstöcke einige Nebennierensteroide. Sexualhormone regulieren Geschlechtsmerkmale, Entwicklung und Fortpflanzung, während Stresshormone die Stressreaktion, Stoffwechsel, Entzündungen und Immunität steuern.

Allerdings werden nicht alle Hormone aus Fett gebildet – einige stammen aus Proteinen, sogenannten **Aminosäuren.** Melatonin beispielsweise ist ein Aminhormon, das aus Tryptophan gewonnen wird. Peptidhormone, kürzere Aminosäureketten, tragen zur Regulierung des Energiehaushalts und des Stoffwechsels bei.

HORMONPRODUKTION
Der folgende Ablauf zeigt die grundlegenden Schritte der Produktion von Steroidhormonen. Es handelt sich jedoch um eine vereinfachte Darstellung, der Prozess ist deutlich komplexer.

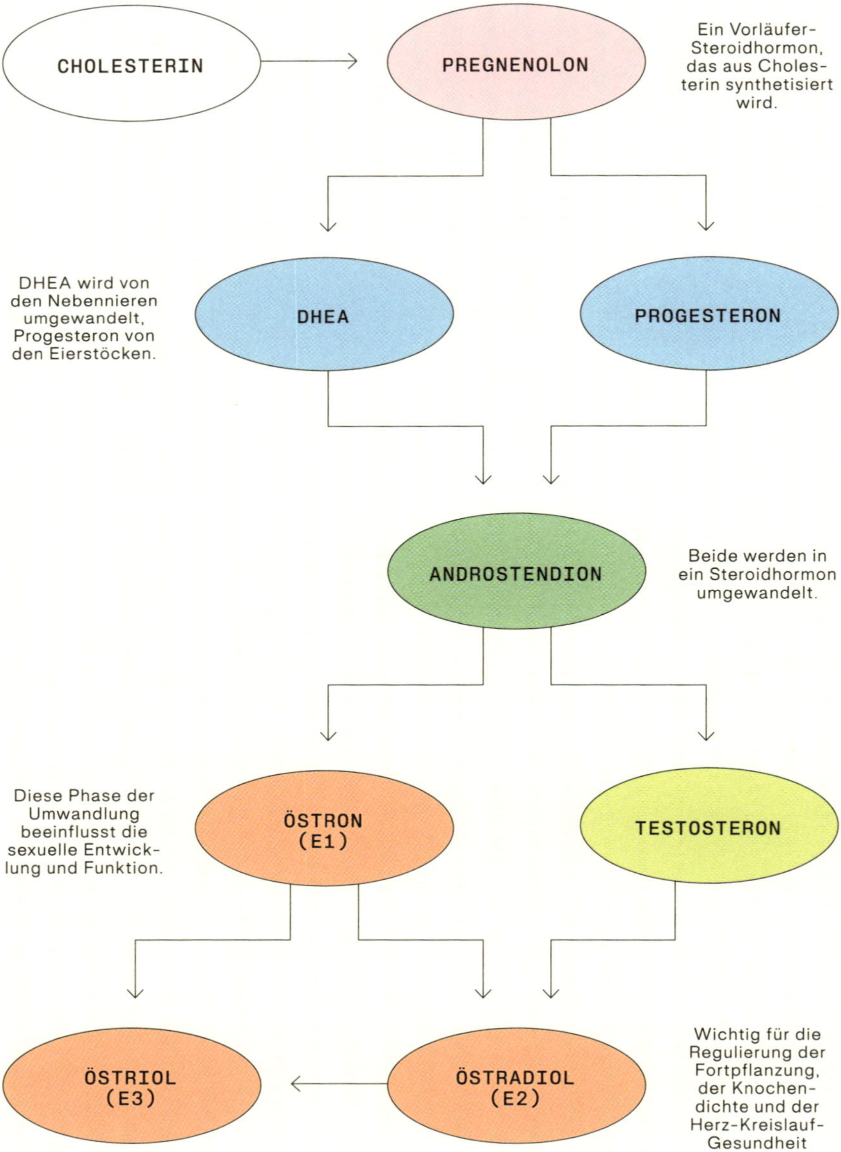

ihre Zielzellen direkt an und übermitteln ihre Botschaft über Rezeptoren. Nur Zellen mit dem passenden Rezeptor können das Hormon empfangen. Das Hormon bindet an den Rezeptor und löst eine Veränderung in der Zelle aus. Anschließend wird es durch den Entgiftungsprozess ausgeschieden.

Für jedes Hormon gibt es mehrere Drüsen, Wege, Enzyme und Katalysatoren. Ein und dasselbe Hormon kann unterschiedliche Entstehungsorte haben. Progesteron kann beispielsweise nach dem Eisprung in den Eierstöcken produziert werden, aber in Stresssituationen auch in den Nebennieren.

Obwohl Pregnenolon das Vorläuferhormon für alle Sexualhormone ist, gibt es kein Pregnenolon-Depot, in dem alle Sexual- und Steroidhormone produziert werden – es ist vielmehr ein Netz aus Wegen, das komplizierter ist als ein internationaler Flughafen.

Östrogen

Östrogene sind weibliche Sexualhormone, die hauptsächlich in den Eierstöcken gebildet werden. Sie sind für die Entwicklung der sekundären weiblichen Geschlechtsmerkmale verantwortlich, die sich während der Pubertät und der Geschlechtsreife ausbilden, aber auch, unter anderem, für die Steuerung des Menstruationszyklus. Von der Pubertät über die reproduktiven Jahre bis zur Perimenopause und darüber hinaus beeinflusst Östrogen jede hormonelle Lebensphase der Frau.

PUBERTÄT
Phase, in der ein Kind zur erwachsenen Person heranreift. Zu den körperlichen Veränderungen zählen die Entwicklung sekundärer Geschlechtsmerkmale wie das Schamhaarwachstum sowie die Verbreiterung der Hüften. Die Pubertät markiert auch den Beginn der Menstruation.

PERIMENOPAUSE
Übergangsphase vor den Wechseljahren, in der die Aktivität der Eierstöcke allmählich nachlässt. Da die Produktion der Sexualhormone abnimmt, kann es zu Symptomen wie einer unregelmäßigen Periode, Hitzewallungen und Stimmungsschwankungen kommen.

MENOPAUSE
Markiert das Ende der reproduktiven Jahre einer Frau und ist durch das Ausbleiben der Menstruation gekennzeichnet.

Die Pubertät beginnt bei Mädchen typischerweise zwischen acht und 13 Jahren (dieser Zeitraum hat sich verändert, siehe S. 17). Danach bleibt alles relativ stabil, die Hormone folgen einem monatlichen Rhythmus mit Höhen und Tiefen (siehe S. 48), bis es etwa in der Lebensmitte zu einer metabolischen Umstellung, der Menopause, kommt. Bereits davor setzt ein allmählicher Rückgang der Sexualhormone ein. Diese Phase, auch Perimenopause genannt, beginnt etwa Ende vierzig, kann aber auch schon in den Dreißigern einsetzen.

ÖSTROGEN VERSTEHEN

Obwohl wir Östrogen als ein weibliches Sexualhormon bezeichnen, sollte man es eher als »Lebenshormon« ansehen, denn dieses wunderbare Hormon kümmert sich wirklich gut um uns. Es ist an so viel mehr beteiligt als nur am Menstruationszyklus – es unterstützt die Stoffwechselfunktion, das Herz-Kreislauf-System, das Nervensystem, das Skelettsystem, die Hautgesundheit und den Energiehaushalt. Über ein Netzwerk von Östrogenrezeptoren wirkt es im ganzen Körper.

Es gibt vier Arten von Östrogen, auch wenn wir das Wort meistens im Singular verwenden: Östradiol, Östron, Östriol und Östetrol. Östradiol ist für die Fortpflanzung und die allgemeine Gesundheit lebenswichtig. Nach den Wechseljahren wird Östron zur dominanten Form von Östrogen im Körper. Östriol wird hauptsächlich während der Schwangerschaft produziert und Östetrol entsteht während der Schwangerschaft in der Leber des Fötus.

ÖSTRADIOL

Die am häufigsten vorkommende Östrogenform ist auch diejenige, die mit Beginn der Perimenopause abnimmt. Sie wird auch als E2 bezeichnet. Die Synthese findet in den reifenden Follikeln in den Eierstöcken statt, wobei Testosteron in Östradiol umgewandelt wird. Das heißt, es wird aus einem Androgen gebildet. Der Östradiolspiegel erreicht während des Eisprungs in der Follikelphase seinen Höhepunkt und trägt zur Verdickung der Gebärmutterschleimhaut bei. Während der Periode und auch während der Wechseljahre sinkt er ab.

ANDROGENE

»Androgene« ist ein Sammelbegriff für die Gruppe männlicher Geschlechtshormone. Der Begriff »Androgen« bezeichnet jedes Steroidhormon mit maskulinisierender Wirkung.

»Aromatisierung« ist ein hochtrabender Begriff für die Umwandlung eines Androgenhormons in Östrogen. Er bezeichnet den grundlegenden Prozess der Östradiolsynthese. Als Reaktion auf FSH (Follikelstimulierendes Hormon) wird ein Enzym namens Aromatase gebildet, das die von den Zellen produzierten Androgene in Östradiol umwandelt. Stelle dir das als vollständige Transformation vor. Dies ist der Hauptprozess, mit dem der Körper Östrogen produziert.

ÖSTRON

Östron ist das letzte Östrogen im Hormonzyklus, da seine Produktion auch nach der Menopause weitergeht. Es wird als E1 bezeichnet. Die Eierstöcke produzieren es in geringen Mengen, es entsteht hauptsächlich durch die Umwandlung von Androgenen.

ÖSTRIOL & ÖSTETROL

Diese Östrogenhormone wirken nur während der Schwangerschaft. Östriol wird aus dem männlichen Hormon DHEA-S (Dehydroepiandrosteron-Sulfat) gebildet, das wiederum aus DHEA-S-Androgenen des ungeborenen Kindes gewonnen wird. Es wird auch aus Cholesterin aus der Nahrung gebildet, das in der Plazenta in Pregnenolon und Progesteron umgewandelt wird. Östriol wird in den Nebennieren des Fötus gebildet, Östetrol in der Leber des Fötus. Beide gelangen dann über die Plazenta in den Blutkreislauf der Mutter. Ziemlich cool!

Östradiol ist 80-mal so wirksam wie Östriol und 12-mal so wirksam wie Östron.

All die genannten Faktoren können zu einer Östrogendominanz beitragen, die jedoch typischerweise auf eine schlechte Entgiftung zurückzuführen ist. Deshalb solltest du lernen, deine Leber zu lieben!

DIE VIELEN FUNKTIONEN VON ÖSTROGEN

Östrogen wirkt auf verschiedene Systeme im Körper, darunter das Fettgewebe, das Gehirn, die Knochen und die Skelettmuskeln, die Leber und die Immunzellen. Es reguliert wichtige Funktionen im gesamten Körper.

Sowohl die Pubertät als auch die Perimenopause werden durch Veränderungen in der Östrogenproduktion ausgelöst. Obwohl Jahrzehnte dazwischen liegen, stellen beide einen bedeutenden Entwicklungsübergang mit neurologischen und reproduktiven Auswirkungen dar. Wer Töchter hat, kann die beiden Phasen vielleicht direkt miteinander vergleichen!

Eine aktuelle Studie zieht eine faszinierende Parallele: Sie kommt zu dem Schluss, dass der Zustand der Perimenopause der Entwicklung neurologischer Funktionsstörungen in der Pubertät ähnelt. Dies unterstreicht die grundlegende Rolle von Östrogen für das allgemeine Wohlbefinden, da signifikante hormonelle Veränderungen die Anfälligkeit für Angstzustände, Depressionen und psychische Erkrankungen erhöhen können. Was wiederum auf die tiefe Verbindung zwischen Östrogen und Nervensystem verweist.

Es wird angenommen, dass der höhere Östrogenspiegel zu einer längeren Lebenserwartung bei Frauen beiträgt. Östrogen spielt auch eine wichtige Rolle bei der Nahrungsaufnahme, da es mit dem Sättigungshormon Leptin zusammenwirkt. Es beeinflusst außerdem die Fettverteilung und den Energieverbrauch und ist eng mit Gewicht und Körperform verknüpft.

ÖSTROGEN-UNGLEICHGEWICHT

Östrogen ist an vielen Körperprozessen beteiligt. Ein Ungleichgewicht kann daher zu einem Teufelskreis führen, bei dem ein östrogenabhängiger Mechanismus in einen anderen eingreift und so die Symptome verschlimmert.

INSULINRESISTENZ UND SEXUALHORMONE

Mit zunehmendem Alter und sinkendem Östrogenspiegel steigt das Risiko einer Insulinresistenz. Es ist wichtig, dieses Risiko zu kennen und ihm mit der richtigen Ernährung und Lebensführung entgegenzuwirken (siehe Kapitel 3, S. 116).

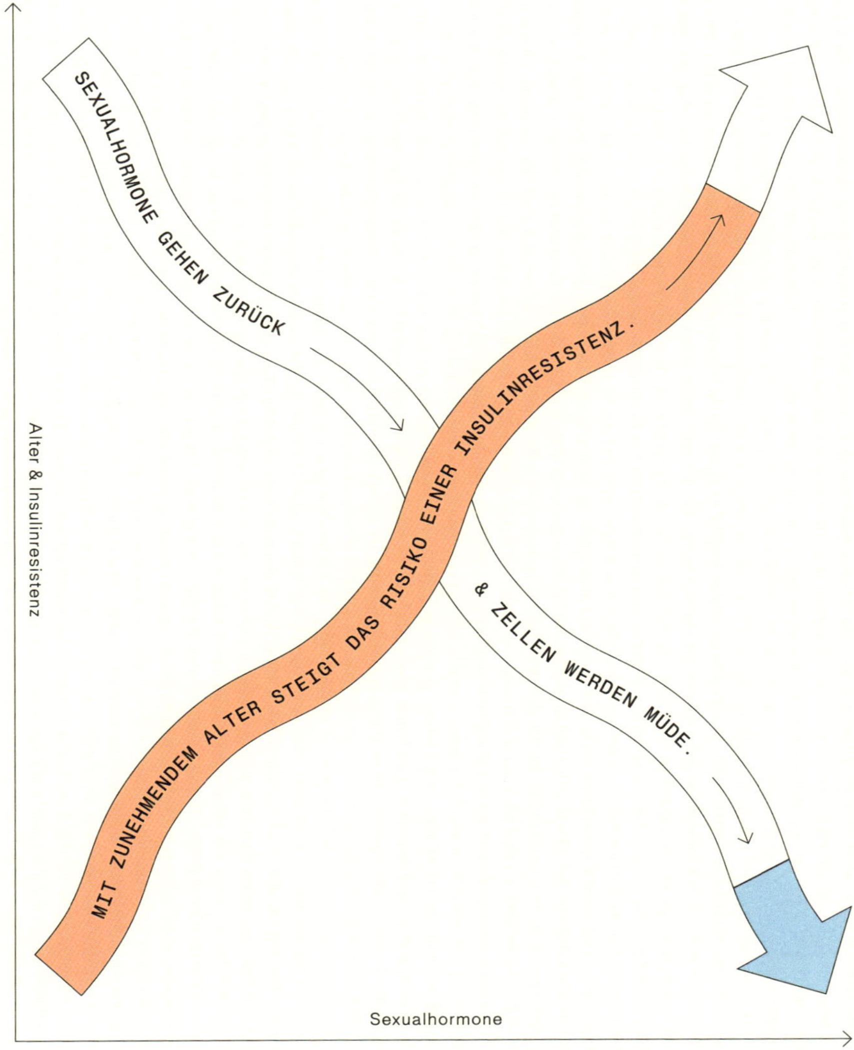

Die Östrogenausschüttung variiert je nach Zyklusphase, Lebensabschnitt (etwa kurz vor der Pubertät oder Perimenopause) oder anderen wichtigen Lebensereignissen (etwa Schwangerschaft und Wochenbett).

Wie im Abschnitt über PCOS (siehe S. 6–8) erwähnt, müssen wir daher in bestimmten Phasen unseres Lebens besonders darauf achten, kein metabolisches Syndrom, insbesondere Insulinresistenz, zu entwickeln. Dies gilt bei PCOS, aber auch bei Schilddrüsenunterfunktion oder in der Postmenopause, in der ein erhöhtes Risiko für die Entwicklung eines metabolischen Syndroms besteht.

»Metabolisches Syndrom« ist ein Sammelbegriff für gesundheitliche Probleme, die das Risiko für Typ-2-Diabetes oder Herz-Kreislauf-Erkrankungen erhöhen. Dazu gehören außerdem Insulinresistenz, Bluthochdruck und die nichtalkoholische Fettlebererkrankung.

ÖSTROGENMANGEL

Je weniger Östrogen der Körper produziert, desto höher ist das Risiko für ein metabolisches Syndrom. Studien haben gezeigt, dass Östradiol die Insulinempfindlichkeit verbessert. Bei Frauen in der Perimenopause und bei anderen Erkrankungen mit niedrigem Östrogenspiegel besteht daher ein höheres Risiko einer Insulinresistenz. Kurz gesagt: Je weniger Östrogen der Körper produziert, desto schneller altern wir.

Das Risiko eines metabolischen Syndroms besteht auch für Transgender-Personen, die sich einer geschlechtsangleichenden Hormontherapie (GAHT) unterzogen haben. Studien belegen, dass transmaskuline Personen, deren Östrogenspiegel aufgrund der Testosteron-Hormontherapie gesenkt wurde, ein höheres Risiko für ein metabolisches Syndrom haben als transfeminine Personen, deren Östrogenspiegel aufgrund der Hormontherapie erhöht ist. Ein höherer Östradiolspiegel ist mit einem geringeren Risiko für ein metabolisches Syndrom verbunden, ein niedrigerer Östradiolspiegel bedeutet ein erhöhtes Risiko.

Du siehst, wie wichtig Östrogen für die hormonelle und allgemeine Gesundheit ist und dass die Lebensphase eine entscheidende Rolle bei der Bestimmung des Risikos einer Insulinresistenz spielt.

WANN IST DER ÖSTROGENSPIEGEL NIEDRIG?*

Der Östrogenspiegel sinkt während des Menstruationszyklus und mit zunehmendem Alter, aber auch bei Erkrankungen wie PCOS.

- Postnatale Phase und Stillzeit
- Perimenopause
- Menopause und Postmenopause
- Schilddrüsenfunktionsstörung
- Polyzystisches Ovarialsyndrom (PCOS)
- Einnahme der Antibabypille
- Extrem stressige Ereignisse
- Hysterektomie
- Niedrige Werte des Aromataseenzyms (das Testosteron in Östrogen umwandelt)
- Nährstoffmangel, insbesondere Vitamin D

WIE ÄUSSERT SICH EIN ÖSTROGENMANGEL?*

Östrogenmangel ist eine Ursache für schlechte Gesundheit und das metabolische Syndrom, das bei Betroffenen zu Fettleibigkeit, Typ-2-Diabetes und bestimmten Krebsarten, darunter Brust- und Darmkrebs, führt.

- Hitzewallungen
- Unregelmäßige Periode
- Schlafstörungen
- Nachtschweiß
- Herzklopfen
- Depression
- Angst
- Veränderte Körperform
- Gewichtszunahme
- Hautveränderungen, darunter trockene, juckende Haut
- Wiederkehrende Hefepilzinfektionen
- Muskel- und Gelenkschmerzen
- Bakterielle Vaginose
- Geringe Libido
- Wiederkehrende Harnwegsinfektionen
- Trockene, juckende Vagina, Beschwerden beim Sex
- Kopfschmerz und Migräne
- Und vieles mehr …

* Keine vollständige Liste der Symptome

GIBT ES AUCH EINEN ÜBERSCHUSS AN ÖSTROGEN?

Du denkst jetzt vielleicht, die Lösung aller Probleme liege darin, uns mit dem vermeintlichen Jungbrunnen Östrogen zu versorgen. Leider ist es durchaus auch möglich, dass der Östrogenspiegel zu hoch ist. Das tritt in der Regel ein, wenn Östrogen von Leber und Darm nicht richtig verstoffwechselt und ausgeschieden wird. Hier sind einige weitere Faktoren, die einen Östrogenüberschuss bewirken können:

- Nebennierenfunktionsstörung
- Übermäßig hohe Werte des Aromataseenzyms (das Testosteron in Östrogen umwandelt)
- Darmdysbiose
- Hohe Belastung mit Kunststoffen, Produkten, Pestiziden, Mikroplastik und Leitungswasser, die Umweltöstrogene und Xenoöstrogene enthalten
- Hoher Körperfettanteil
- Insulinresistenz
- Eierstocktumoren
- Suboptimale Entgiftung

Die Theorie der Östrogendominanz beschreibt einen normalen oder hohen Östrogenspiegel mit zu wenig ausgleichendem Progesteron. Obwohl es sich nicht um einen konventionellen medizinischen Begriff handelt, kann ein unausgeglichenes Östrogen-Progesteron-Verhältnis zu hormonell bedingten Symptomen führen. Ein unzureichender Eisprung kann zu einem niedrigen Progesteronspiegel führen, wodurch Östrogen dominiert. Selbst bei einem niedrigen Östrogenspiegel kann ein unausgeglichenes Verhältnis zwischen Östrogen und Progesteron Symptome verursachen.

ERHÖHTE ÖSTROGEN- UND HISTAMINWERTE UND ALLERGIEN

Östrogen hat einen erheblichen Einfluss auf die Immunfunktion – es kann auch die Immunreaktion auf Allergien verzerren. Ein Beispiel hierfür ist die Produktion von Histamin. Histamin ist ein chemischer Stoff, der eine Allergiereaktion vermittelt. Es wird bei allergischen Reaktionen vom Immunsystem freigesetzt und verursacht Symptome wie Hautausschläge, Juckreiz, Schnupfen und Niesen. Östrogen stimuliert die Histaminfreisetzung und hemmt zudem das Enzym Diaminoxidase (DAO), das Histamin im Darm abbaut.

WIE SIEHT EIN ÖSTROGENÜBERSCHUSS AUS?*

- PMS
- Endometriose (eine entzündungsfördernde Erkrankung, die stark östrogenabhängig ist)
- Starke Periode
- Stimmungsschwankungen
- Kopfweh und Migräne
- Geringe Libido
- Schlafstörungen
- Blähungen
- Gewichtszunahme
- Empfindliche Brüste
- Zysten in der Brust
- Myome
- Schilddrüsenerkrankungen
- Risiko für östrogenbedingte Krebserkrankungen

Umweltöstrogene, die in Kunststoffen vorkommen, können den Histaminspiegel erhöhen und zur Entstehung atopischer Erkrankungen wie Asthma beitragen. Bestimmte histaminreiche Lebensmittel – darunter Alkohol, fermentierte Lebensmittel, Konserven und geräucherte Lebensmittel – können die Symptome verschlimmern. Eine Histaminintoleranz liegt vor, wenn der Körper Schwierigkeiten hat, Histamin abzubauen, was zu einer weiteren Anreicherung im Körper führt. Dies kann sich in verschiedenen Symptomen äußern (siehe rechts).

* Keine vollständige Liste der Symptome

In meiner Praxis behandle ich viele Patientinnen, die sich in der Perimenopause befinden und neben Endometriose und Eierstockzysten auch unter Histaminintoleranz leiden.

WIE SIEHT EINE HISTAMININTOLERANZ AUS?

- Juckende Haut, Hautausschläge, Nesselsucht
- Urtikaria (häufige Hauterkrankung, die sich in Form von juckenden Quaddeln auf der Haut äußert)
- Durchfall (Diarrhoe)
- Blähungen
- Übelkeit oder Erbrechen
- Kopfschmerzen
- Laufende oder verstopfte Nase
- Kurzatmigkeit
- Erschöpfung

Progesteron

Progesteron ist das zweitwichtigste Sexualhormon. In Zusammenarbeit mit Östrogen unterstützt es einen gesunden Menstruationszyklus, die Immunfunktion und eine Schwangerschaft – sein Vorhandensein ist eine Voraussetzung für die Einnistung des Embryos und eine gesunde Schwangerschaft. Kurz vor dem Eisprung ist der Progesteronspiegel relativ niedrig. Nach dem Eisprung, während der Lutealphase, erreicht er seinen Höhepunkt. Dieser Anstieg ist eine Reaktion auf den Anstieg des Luteinisierenden Hormons (LH), das die Freisetzung einer Eizelle auslöst, während der Östrogenspiegel zu sinken beginnt.

Unmittelbar nach dem Eisprung bildet sich in den Eierstöcken der sogenannte Gelbkörper (Corpus luteum). Er produziert Progesteron, das die Gebärmutter für eine Schwangerschaft vorbereiten soll. Kommt es nicht zur Befruchtung, verschwindet der Gelbkörper nach einigen Tagen. Progesteron kann auch von der Nebennierenrinde und während der Schwangerschaft von der Plazenta gebildet werden.

PROGESTERON UND SCHWANGERSCHAFT

Progesteron hat mehrere Funktionen, von denen die Erhaltung einer Schwangerschaft die wichtigste ist. Dies geschieht durch den Aufbau der Gebärmutterschleimhaut, die die Einnistung des Embryos und die Aufrechterhaltung der Schwangerschaft unterstützt. Ein Mangel an Progesteron kann sogar zu Fehlgeburten führen. Wenn nach dem Eisprung keine Schwangerschaft eintritt, sinkt der Progesteronspiegel wieder ab. Dies ist eine mögliche Ursache für das prämenstruelle Syndrom (PMS), das sich durch Blähungen und Reizbarkeit äußern kann.

ANZEICHEN VON PROGESTERONMANGEL

Ein niedriger Progesteronspiegel kann zu Blähungen führen – ein häufiges Symptom von PMS – , weil Progesteron die Darmtätigkeit verlangsamt. Da der Progesteronspiegel während der Schwangerschaft stark ansteigt, hat man in dieser Zeit deutlich seltener Stuhlgang.

PRÄMENSTRUELLE DYSPHORISCHE STÖRUNG (PMDS)

PMDS ist die schwerste Form des prämenstruellen Syndroms (PMS), sollte aber nicht damit verwechselt werden. PMDS teilt einige Symptome mit PMS, jedoch stehen ausgeprägte, lebensbeeinträchtigende psychische Beschwerden im Vordergrund. Ursachen sind eine genetisch bedingte Überempfindlichkeit auf die Sexualhormone Östrogen und Progesteron sowie eine Fehlregulierung des Botenstoffs Serotonin im Gehirn. Die Symptome, die Stimmung, Verhalten und Körper beeinträchtigen, verstärken sich typischerweise sechs Tage vor der Periode und erreichen ihren Höhepunkt etwa zwei Tage vor der Blutung, wobei das variieren kann.

Wie viele andere Hormone hat Progesteron auch eine schützende Funktion. Es senkt das Risiko von Eierstockkrebs und wirkt zusammen mit Vitamin D für eine kontinuierliche und effektive Regulierung des Immunsystems.

PROGESTERON UND GEHIRN

Progesteron wirkt stark auf die GABA-Rezeptoren und wird daher oft als »Entspannungshormon« bezeichnet. GABA (engl. gamma-aminobutyric acid) ist ein sehr angenehmer Neurotransmitter mit beruhigender Wirkung, die darauf beruht, dass er bestimmte Signale im zentralen Nervensystem blockiert und so die Gehirnaktivität verlangsamt. Du kannst ihn dir wie einen tiefen Atemzug oder eine warme Umarmung vorstellen. Progesteron – und einer seiner Metaboliten, Allopregnanolon – interagiert direkt mit den GABA-Rezeptoren und kann daher eine beruhigende und stimmungsaufhellende Wirkung haben.

PROGESTERON UND PSYCHE

Die Gehirnzellen verfügen über Progesteronrezeptoren, die zur Steuerung der Emotionen beitragen. Ein niedriger Progesteronspiegel führt auch zu einem niedrigen Spiegel seiner Metabolite – dies geschieht ganz natürlich in der Perimenopause oder bei unregelmäßigem Eisprung. Und hier liegt eine der wichtigsten Verbindungen zwischen Stimmung und Progesteron: Ein niedriger Progesteronspiegel spielt eine wesentliche Rolle bei Angstgefühlen und kann Stimmungsstörungen wie das prämenstruelle Syndrom (PMS) und die prämenstruelle dysphorische Störung (PMDS) auslösen.

Deshalb sind Frauen nach einer Geburt, in der Perimenopause und danach besonders anfällig für psychische Probleme – in allen Fällen kommt es zu einem natürlichen Abfall des Progesteronspiegels. Der Entzug der zuvor reichlich vorhandenen Sexualhormone kann ein emotionaler Schock für das System sein.

Postpartale Depressionen stehen im Zusammenhang mit einem plötzlichen Abfall der Steroidhormone. Sobald die Plazenta bei der Geburt entfernt wird, sinken die hohen Progesteron- und Östrogenspiegel.

Die US-amerikanische Food and Drug Administration (FDA) hat 2023 Allopregnanolon als Medikament gegen postpartale Depression zugelassen. Das ist eine bemerkenswerte Entwicklung. Wie bereits erwähnt, hat dieser Metabolit beste Verbindungen zu GABA, das eine Schlüsselrolle bei der Stimmungsregulierung spielt. Der Ansatz hat im Vergleich zur medikamentösen Hormonersatztherapie mit Gestagenen (medikamentösem Progesteron) hervorragende Ergebnisse gezeigt, denn anders als natürliches Progesteron können Gestagene nicht als Allopregnanolon verstoffwechselt werden, wodurch die stimmungsaufhellende Wirkung des körpereigenen Hormons ausbleibt.

Progesteron und seine Metaboliten spielen eine wichtige Rolle bei Stimmungsschwankungen bei Frauen im Kontext des Menstruationszyklus und während der Wechseljahre. Jedoch bedarf es weiterer Forschung, um diesen Zusammenhang besser zu verstehen und bessere medizinische Lösungen anzubieten, die über die bereits bekannten Ernährungs- und Lebensstilanpassungen hinausgehen.

WIE KANN SICH EIN NIEDRIGER PROGESTERONSPIEGEL ÄUSSERN?*

Angst	Blähungen
Niedergeschlagenheit	Hitzewallungen
Unregelmäßiger Zyklus	Schlafstörungen
Fehlgeburt	Reizbarkeit, Stimmungsschwankungen
Kopfweh und Migräne	Schmierblutungen und braunes Blut zu Beginn der Periode
Unfruchtbarkeit	

GRÜNDE FÜR EINEN NIEDRIGEN PROGESTERONSPIEGEL

Welche Ursachen kann ein niedriger Progesteronspiegel haben? Schauen wir uns den wichtigsten Entstehungspunkt an: den Eisprung. Wenn du keinen oder keinen regelmäßigen Eisprung hast, bildet sich kein Gelbkörper – die Quelle des Progesterons –, was sich auf die Menge des Hormons auswirkt, das produziert wird. Bei jedem Eisprung bildet sich ein neuer Gelbkörper. Deshalb ist die Förderung des Eisprungs durch optimale Östrogenzufuhr die beste Möglichkeit, den Progesteronspiegel zu erhöhen.

Ein im Verhältnis zum Östrogen niedriger Progesteronspiegel erhöht das Risiko einer Östrogendominanz – und kann dann problematisch werden. Dieses Ungleichgewicht stört die komplexen Regulationsmechanismen der beiden Hormone und kann sogar eine Progesteronresistenz im Körper verursachen, da Östrogen die Progesteronrezeptoren blockieren oder beeinträchtigen kann. Östrogen und Progesteron wirken harmonisch zusammen, um das Fortpflanzungssystem zu regulieren, insbesondere bei der Erhaltung der Gebärmutterschleimhaut. In den reproduktiven Jahren erfährt die Gebärmutterschleimhaut in jedem Zyklus eine ganze Reihe von Veränderungen.

* Keine vollständige Liste der Symptome

PROGESTERON UND MENSTRUATION

Das weibliche Fortpflanzungssystem ist erstaunlich: Ein Leben lang vollzieht sich ein dynamischer Umbau, der aus Regeneration, Wachstum und Abstoßung besteht. Dieser Prozess wird durch das ultimative Team Östrogen und Progesteron vorangetrieben. Östrogen fördert die Reparatur und das Wachstum der Gebärmutterschleimhaut. Nach dem Eisprung verstärkt sich die Progesteronproduktion, um die Gebärmutterschleimhaut, auch Endometrium genannt, zu verdicken. Da der Progesteronspiegel in Aussicht auf eine Schwangerschaft weiter ansteigt, verändert sich auch sein Verhältnis zum Östrogen.

Ein häufiges Problem bei diesem Zusammenspiel ist, dass Östrogen das Progesteron überlagern kann. Überwiegt Östrogen, kann die Empfindlichkeit gegenüber Progesteron sinken, was die Fruchtbarkeit beeinträchtigen und gynäkologische Erkrankungen wie Endometriose begünstigen kann.

Das Verhältnis zwischen Östrogen und Progesteron ist entscheidend (siehe S. 45) und wir sollten es unterstützen. Achte auf Cholesterin und Insulin. So förderst du das Testosteron und damit auch den Östrogenspiegel. Das begünstigt wiederum den Eisprung und die Produktion von Progesteron. Du siehst, hier ist Teamarbeit gefragt!

Das weibliche Fortpflanzungssystem

Bevor wir uns anderen wichtigen Hormonen zuwenden, betrachten wir eine der Hauptaufgaben von Östrogen und Progesteron: die Regulierung des Menstruationszyklus.

Mit Beginn der Pubertät, meist im Alter zwischen acht und 13 Jahren, wird aus dem Körper des Kindes der eines Erwachsenen – ein Prozess, der von hormonellen Schwankungen und körperlichen Veränderungen begleitet wird.

MENSTRUATION

Die Menstruation ist die erste Phase des Zyklus. In dieser Phase löst sich die Gebärmutterschleimhaut ab, falls keine Schwangerschaft eingetreten ist. Östrogen- und Progesteronspiegel sind in dieser Phase niedrig, möglicherweise leidest du unter Krämpfen, empfindlichen Brüsten, Stimmungsschwankungen, Kopfschmerzen und Müdigkeit – klassische PMS-Symptome, die durch ernährungsbedingte Entzündungen oder Erkrankungen wie Endometriose und PCOS verschlimmert werden können.

FOLLIKELPHASE

Ab dem ersten Tag der Periode beginnt die Follikelphase. In dieser Phase reifen die Follikel in den Eierstöcken heran und der Östrogenspiegel steigt an, um die Gebärmutterschleimhaut auf eine mögliche Schwangerschaft vorzubereiten. Der Hypothalamus signalisiert der Hypophyse, das Follikelstimulierende Hormon (FSH) auszuschütten. Dieses Hormon regt die Eierstöcke an, eine Reihe von Follikeln zu produzieren. Dabei reift nur die am weitesten fortgeschrittene Eizelle heran, der Rest wird vom Körper resorbiert.

Dieser Prozess wird durch einen Anstieg des Östradiols ausgelöst. Das verdickt die Gebärmutterschleimhaut und schafft so die perfekte Umgebung für das Wachstum eines Embryos. Wenn der Eisprung näher rückt, kann die Libido zunehmen.

DER MENSTRUATIONSZYKLUS
Das Diagramm zeigt einen »typischen« Menstruationszyklus, der in Wirklichkeit jedoch stark variieren kann. Der Eisprung beginnt nach dem Modell am 14. Tag, in der Praxis sehe ich alles Mögliche zwischen dem 10. und 19. Tag.

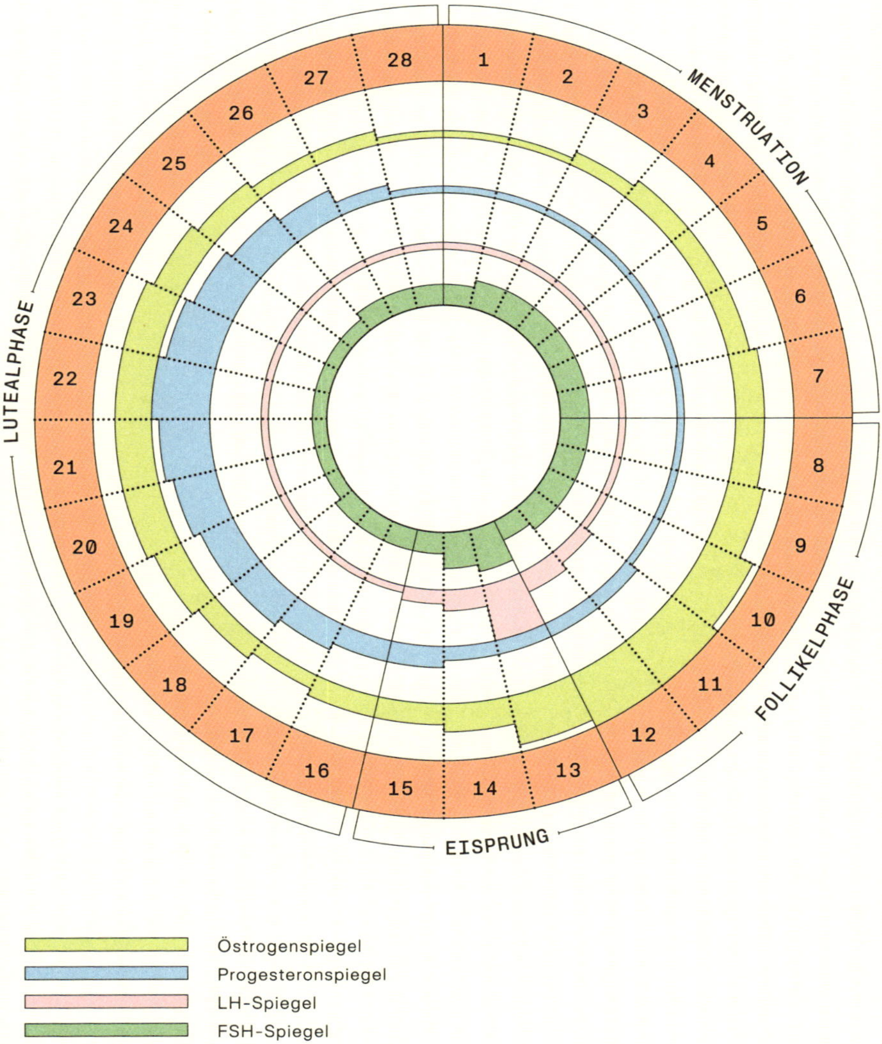

EISPRUNG

Der steigende Östradiolspiegel veranlasst die Hirnanhangsdrüse zur Ausschüttung des Luteinisierenden Hormons (LH). Dadurch wird der Eisprung eingeleitet und die reife Eizelle wandert durch den Eileiter, um von einem Spermium befruchtet zu werden. Während des Eisprungs steigt die Basaltemperatur leicht an und es kommt manchmal zu dickerem, klebrigem Vaginalausfluss, der die Chancen schwimmender Spermien vergrößert. Untersuchungen haben ergeben, dass Frauen kurz vor dem Eisprung Männer mit männlichen Gesichtszügen stärker sexuell attraktiv finden als in der Lutealphase. Dies hat vermutlich einen evolutionsbiologischen Ursprung und hängt mit dem Fortpflanzungstrieb zusammen. Studien haben auch ergeben, dass sich der Körpergeruch von Frauen im Laufe des Zyklus verändert. Um den Eisprung herum wird er im Durchschnitt attraktiver empfunden als an anderen Tagen ihres Zyklus.

Und wie steht es mit deinem Geruchssinn? Er erreicht seinen Höhepunkt während des Eisprungs, denn er soll dich zum männlichen Pheromon Androsteron hinführen. Interessante Tatsache: Ein empfindlicher Geruchssinn ist ein Zeichen für einen bevorstehenden Eisprung. Er kann dir sogar die Freude am eigenen Parfüm verderben!

LUTEALPHASE

Nach dem Eisprung beginnt die Lutealphase. Die Eizelle wandert durch den Eileiter in Richtung Gebärmutter, wo sie von Spermien befruchtet wird. Zu diesem Zeitpunkt verändert sich der Follikel. Der leere Sack verschließt sich, verfärbt sich gelb und verwandelt sich in ein neues Gebilde namens Gelbkörper (Corpus luteum). Der Gelbkörper schüttet Progesteron und Östrogen aus. Deshalb kann bei Frauen mit Erkrankungen wie PCOS der Progesteronspiegel niedrig sein: Wenn kein Eisprung stattfindet, verpassen sie diese Phase, in der Progesteron produziert wird. Progesteron bereitet den Körper auf eine mögliche Schwangerschaft vor und kann, wie wir wissen, durch seine Verbindung mit GABA beruhigende Wirkung haben.

Nach dem Eisprung ist Progesteron das dominierende Hormon. In dieser Phase kann der Körper Hinweise darauf geben, ob der Progesteronspiegel niedrig ist. Du bemerkst vielleicht Schmierblutungen vor der Periode, unregelmäßige Zyklen, stärkere oder längere Perioden oder sogar kurze Zyklen aufgrund einer kurzen Lutealphase.

Kommt es nicht zu einer Schwangerschaft, schrumpft der Gelbkörper und wird resorbiert. Dies führt zu einem Abfall der Östrogen- und Progesteronwerte, was wiederum den Beginn der Periode auslöst. Die Gebärmutterschleimhaut wird abgestoßen.

PMS UND REGELSCHMERZEN

Während der Periode bist du möglicherweise emotionaler – ein typisches PMS-Symptom. Wegen der Östrogen-Serotonin-Regulierung besteht ein erhöhtes Risiko für Stimmungsstörungen. Klinische Studien haben gezeigt, dass Vorläuferstoffe von Serotonin zwischen dem siebten und 11. sowie dem 17. und 19. Tag des Menstruationszyklus signifikant ansteigen, was darauf hinweist, das auch die Stimmung von PMS betroffen ist.

WIE ÄUSSERT SICH PMS?*

Blähungen	Kopfschmerzen
Empfindliche Brüste	Geringe Libido
Hautprobleme	Stimmungsschwankungen

Wenn du Regelschmerzen hast, hängt dies wahrscheinlich mit der Veränderung von Östrogen- und Progesteronspiegel vor der Periode zusammen. Das Ungleichgewicht zwischen diesen beiden Hormonen wirkt sich auf das gesamte Körpersystem aus, einschließlich der Neurotransmitter im Gehirn (hauptsächlich Serotonin und GABA).

Ein niedriger Serotoninspiegel kann die Schmerzempfindlichkeit erhöhen. Ein niedriger Progesteronspiegel kann sich negativ auf dein emotionales und körperliches Wohlbefinden auswirken und sich von den typischen PMS-Symptomen abgesehen auch in Schmerzen äußern.

*Keine vollständige Liste der Symptome

Von Krämpfen über Entzündungen bis zu einer erhöhten Schmerzempfindlichkeit aufgrund hormoneller Veränderungen – Regelschmerzen haben eine Bandbreite. Achte immer darauf, was genau dir wehtut. Sind es Regelschmerzen, Rückenschmerzen oder handelt es sich um etwas Komplexeres? Es ist wichtig, andere Ursachen wie Endometriose, Myome und eine Beckenentzündung auszuschließen.

Regelschmerzen können auftreten, wenn sich die Gebärmutterwand stärker zusammenzieht, um die Ablösung der Gebärmutterschleimhaut zu fördern. Denn dabei kann die Sauerstoffzufuhr zur Gebärmutter beeinträchtigt werden. Ohne Sauerstoff schüttet das Gebärmuttergewebe schmerzauslösende Stoffe sowie entzündungsfördernde Lipide, sogenannte Prostaglandine, aus. Diese Lipide regen die Gebärmuttermuskulatur zu noch stärkeren Kontraktionen an, was die Schmerzen weiter verstärkt. Je mehr Prostaglandine produziert werden, desto stärker sind Entzündung und Schmerzen. Es ist unklar, warum manche Frauen mehr Prostaglandine produzieren als andere. Wahrscheinlich ist es eine Kombination aus genetischen Faktoren, dem zyklischen Hormonabfall und der Lebensweise. Rauchen, schlechte Ernährung und Alkohol können ihren Anteil haben.

URSACHEN VON REGELSCHMERZEN

Schmerzen hängen oft mit Entzündungen zusammen. Wir werden uns in diesem Kapitel noch genauer mit Entzündungen befassen (siehe S. 56), aber es ist wichtig zu erwähnen, dass die Linderung von Entzündungen Zeit braucht. Regelschmerzen werden nicht durch einen einzigen entzündungshemmenden Kurkuma-Latte verschwinden. Wenn die Schmerzen dein Leben beeinträchtigen, teile dies deinem Arzt oder deiner Ärztin mit und lass dich nicht beirren – wenn du abgewiesen wirst, hol eine zweite Meinung ein. Wurde eine ernsthafte Erkrankung ausgeschlossen, stell deine Ernährung und deinen Lebensstil so um, dass die Entzündungen reduziert werden. Wie das geht, erfährst du in Kapitel drei. Aber denke daran: Geduld ist entscheidend.

Testosteron

Das am häufigsten vorkommende Sexualhormon im Körper ist das Testosteron. Ich bin ein großer Fan von Testosteron, denn es ist eine Vorstufe des »Lebenshormons« Östrogen und erfüllt eine Reihe wichtiger Aufgaben: Es verbessert Stimmung und Sexualtrieb, unterstützt Muskel- und Knochenmasse und trägt – wie neue Forschungsergebnisse belegen – zu Aufbau, Erhaltung und Reparatur des Fortpflanzungsgewebes bei.

Zusammen mit anderen Androgenhormonen spielt Testosteron eine wichtige Rolle bei der Aufrechterhaltung des Fortpflanzungssystems und der Herzgesundheit. Testosteron unterstützt die Widerstandsfähigkeit des Körpers, aber wenn es außer Kontrolle gerät (was, wie wir sehen werden, leicht passieren kann), ist es oft schwer in den Griff zu bekommen.

TESTOSTERON HAT WICHTIGE FUNKTIONEN, DARUNTER:

- Wirkt als Vorläufer der Östrogensynthese.
- Steigert die weibliche Libido.
- Verbessert Stimmung und Energie.
- Erhält Knochendichte und Muskelmasse.
- Schützt die kognitive Funktion.

Testosteron wird von den Eierstöcken und Nebennieren produziert. Rezeptoren für Androgene (die Hormongruppe, zu der auch Testosteron gehört) befinden sich im gesamten Körper und im Gehirn. Testosteron kann die geistige Klarheit beeinflussen und die Nerven im Gehirn stärken. Es wirkt sich außerdem positiv auf das Gedächtnis aus, indem es die Durchblutung fördert und die Arterien stärkt. Ein gesunder Testosteronspiegel steht in direktem Zusammenhang mit einer höheren Knochenmineraldichte.

Testosteron spielt auch eine Schlüsselrolle bei der Libido und kann sogar zur sexuellen Befriedigung beitragen. Dies geschieht durch die Erhöhung des Dopaminspiegels im zentralen Nervensystem und dem anderer Wohlfühl-Neurotransmitter wie Serotonin.

Testosteron bindet an Proteine wie Sexualhormon-bindendes Globulin (SHBG) oder Albumin und wird so durch den Körper transportiert. Ein Teil liegt jedoch ungebunden vor. Freies Testosteron ist ein aktives Hormon, das leicht vom Gewebe aufgenommen wird. Bei einem erhöhten Wert an freiem Testosteron kommt es zu Hyperandrogenismus mit Symptomen wie Akne, übermäßiger Gesichts- und Körperbehaarung, Haarausfall oder Glatzenbildung, Stimmungsschwankungen und Depressionen. Er kann auch den Menstruationszyklus stören und unregelmäßige Perioden oder Anovulation (Ausbleiben des Eisprungs) verursachen.

Der Testosteronspiegel bleibt im Allgemeinen während des Menstruationszyklus stabil und steigt um den Eisprung herum leicht an. Während der Perimenopause führt die verminderte Funktion der Eierstöcke zu einem Rückgang des Testosterons. Dieser Rückgang wird dadurch noch verstärkt, dass der Körper mehr Testosteron in Östradiol umwandelt, um den sinkenden Östrogenspiegel auszugleichen.

Ein Überschuss an Androgenen bringt eine Reihe von Symptomen mit sich, die die Lebensqualität beeinträchtigen können. Viele dieser Symptome können das Selbstvertrauen schmälern.

WIE KANN EIN TESTOSTERONÜBERSCHUSS AUSSEHEN?

- Akne
- Verkleinerung der Brüste
- Verminderte oder erhöhte Libido
- Hirsutismus (übermäßiger Haarwuchs)
- Unregelmäßige oder ausbleibende Periode
- Glatzenbildung
- Stimmungsschwankungen
- Gewichtszunahme

Welche Androgene sind sonst noch erwähnenswert? Neben Testosteron sind hier DHT, DHEA und DHEA-S zu nennen.

ANDROSTENDION

Androstendion gehört zur Familie der Androgene und ist eine wichtige Vorstufe von Sexualsteroiden, hat jedoch nur eine schwach androgene Wirkung auf den Körper. Es spielt eine Schlüsselrolle als Vorstufe bei der Produktion von Testosteron und Östrogen und trägt zur Umwandlung dieser Hormone im Körper bei.

DHT

DHT (Dihydrotestosteron) ist das potenteste Androgen. Es gilt als reines Androgen, da es im Gegensatz zu Testosteron nicht in Östrogen umgewandelt werden kann. Es wird aus Testosteron durch das Enzym 5-Alpha-Reduktase gebildet, das sich in den peripheren Geweben des Körpers (wie der Leber) befindet und dort seine Wirkung entfaltet. DHT weist eine etwa doppelt so hohe Affinität zu Androgenrezeptoren auf wie Testosteron, was bedeutet, dass seine Botschaft lauter und deutlicher wahrgenommen wird. Obwohl DHT bei vielen Menschen vorhanden und oft erhöht ist, scheint es in der Physiologie von Frauen keine bedeutende Rolle zu spielen.

DHT ist jedoch für viele der oben genannten Symptome verantwortlich, insbesondere für Akne und übermäßigen Haarwuchs. Bei Männern ist dieses Hormon die treibende Kraft hinter der Talgdrüsenaktivität (fettige Haut), Haarausfall sowie dem Wachstum von Körper-, Gesichts- und Schambehaarung. Ein hoher DHT-Spiegel kann bei Frauen dieselben Symptome verursachen.

DHEA UND DHEA-S

DHEA (Dehydroepiandrosteron) und sein Metabolit DHEA-S (Dehydroepiandrosteronsulfat) sind wichtige Vorläuferhormone, die in Östrogene oder schwache Androgene umgewandelt werden können – sowohl Östrogen als auch Testosteron sind davon abhängig. DHEA wird hauptsächlich von den Nebennieren produziert und spielt eine Rolle bei der Insulinempfindlichkeit und der Muskelmasse. Die Nebennieren sind Drüsen, die direkt über der Niere sitzen und auch Cortisol produzieren. Bei PCOS oder Nebennierenfunktionsstörungen kann der DHEA-S-Spiegel erhöht sein.

WIE ÄUSSERT SICH EIN ERHÖHTER DHEA-S-SPIEGEL?*	WIE ÄUSSERT SICH EIN NIEDRIGER DHEA-S-SPIEGEL?*
Akne	Diabetes
Unregelmäßige/ausbleibende Periode	Geringe Libido
Hirsutismus (übermäßiger Haarwuchs)	Scheidentrockenheit
Haarausfall vom männlichen Typ	

WAS FÜHRT ZU EINER ERHÖHUNG DES ANDROGENSPIEGELS?
Tumoren in den Nebennieren
Angeborene Nebennierenhyperplasie, eine Gruppe genetischer Erkrankungen, die die Nebennieren beeinträchtigen
Eierstocktumoren
Polyzystisches Ovarialsyndrom (PCOS)

*Keine vollständige Liste der Symptome

Cortisol

Das mächtige, aber oft missverstandene Cortisol wird von den Nebennieren produziert. Cortisol-Rezeptoren gibt es überall, sodass es praktisch jedes Organ im Körper beeinflussen und dir in lebensbedrohlichen Situationen nahezu übermenschliche Energie verleihen kann. Obwohl Cortisol häufig mit Stress in Verbindung gebracht wird, beeinflusst es auch die Motivation und ist wichtig für essenzielle Körperfunktionen wie die Regulierung des Schlaf-Wach-Rhythmus und die Hemmung von Entzündungen. Ein erhöhter oder dysregulierter Cortisolspiegel kann jedoch gesundheitliche Probleme verursachen.

Das Ziel ist nicht, Cortisol aus dem Körper zu entfernen – vielmehr ist es entscheidend, ein Gleichgewicht zu finden. Neben Insulin steht Cortisol an der Spitze der Hormonregulationshierarchie. Das bedeutet, dass eine Dysregulierung von Cortisol oder Insulin erhebliche Auswirkungen und einen negativen Einfluss auf andere Hormone haben kann.

CORTISOL TAG FÜR TAG

Der Cortisolspiegel schwankt im Lauf des Tages. Idealerweise erreicht er morgens seinen Höhepunkt, um dich aufzuwecken (Cortisol-Aufwachreaktion), und sinkt bis zum Abend allmählich ab. Dieser diurnale Rhythmus wird durch ein Kommunikationsnetzwerk zwischen Hypothalamus, Hypophyse und Nebennieren gesteuert. Die sogenannte HHN-Achse (Hypothalamus-Hypophysen-Nebennierenrinden-Achse) sorgt für ein Gleichgewicht im Körper, indem sie Immunfunktion, Energiehaushalt, Verdauung, Stimmung und Emotion, den Sexualtrieb und die emotionale Gesundheit reguliert.

Die Signale des Cortisols können den gesamten Körper beeinflussen und bei erhöhtem Cortisolspiegel so laut wie ein Nebelhorn sein. Ein erhöhter Cortisolspiegel kann den natürlichen Rhythmus des Körpers außer Kraft setzen und so das Gehirn und auch andere Hormone – insbesondere die Androgene – auf eine Weise alarmieren, die schwer zu ignorieren ist.

HHN-ACHSE
Die HHN-Achse ist das Stress-Reaktionssystem des Körpers. Sie verbindet das Gehirn und die Nebennieren, um Stresshormone wie Cortisol zu regulieren.

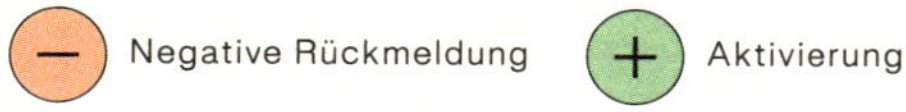

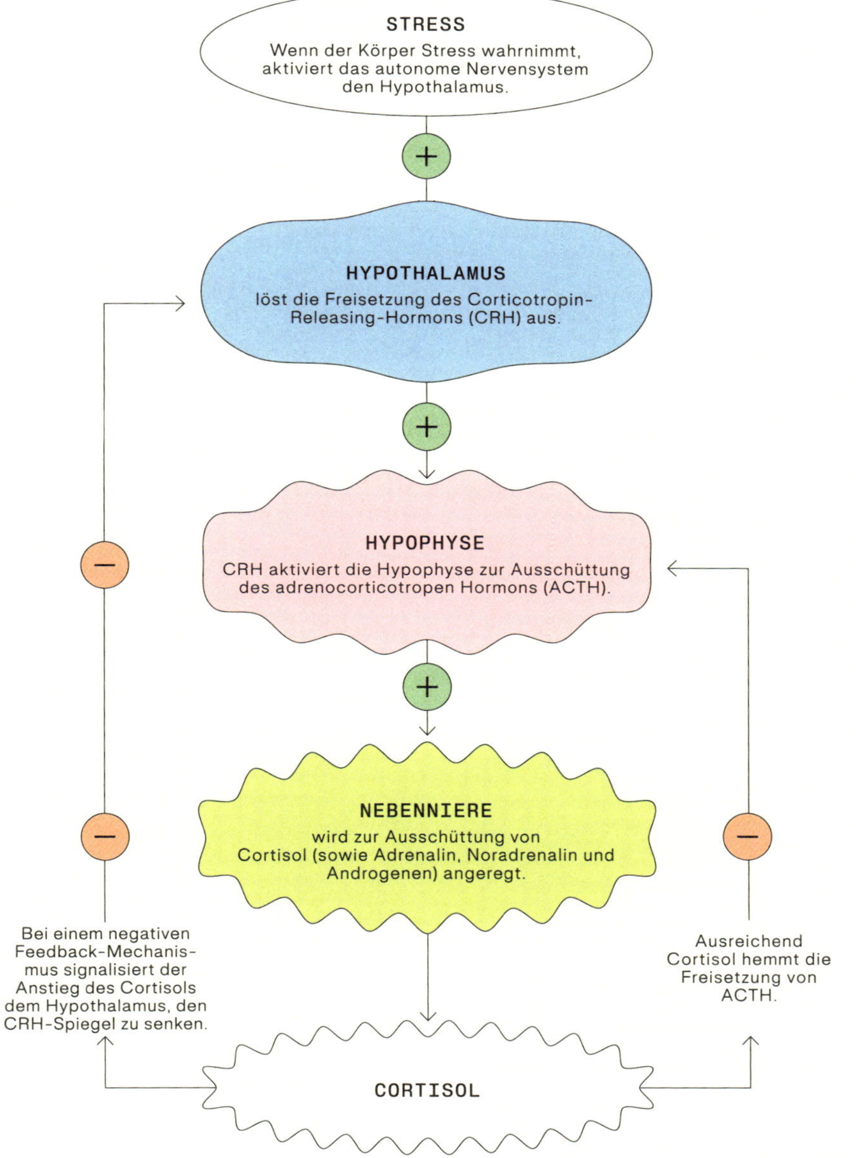

CHRONISCHER STRESS UND CORTISOL

Cortisol wird auch in Stresssituationen produziert. Es unterstützt die Stressreaktion, indem es bei Bedarf den Blutzuckerspiegel erhöht, den Stoffwechsel reguliert und Entzündungen reduziert. Fühlt sich der Körper bedroht, wird Cortisol ausgeschüttet. Jeder physische oder psychische Reiz, der die Homöostase – das stabile innere Milieu des Körpers – stört, führt zu einer Stressreaktion.

MODERNER STRESS UND CORTISOL

Die Stressquellen haben sich in den letzten Jahrhunderten stark verändert. Säbelzahntiger wurden durch Deadlines, globale Krisen und finanzielle Sorgen ersetzt. Der Körper ist nicht darauf eingestellt, mit diesen oft psychischen Belastungen umzugehen, und stuft intensive Angst vor diesen Dingen als Bedrohung ein.

Was passiert, wenn der Körper in diesen Zustand gerät? Sobald du Angst spürst, reagiert die Amygdala im Gehirn. Sie sendet eine Nachricht an den Hypothalamus, der das autonome Nervensystem aktiviert. In diesem Fall ist es das sympathische Nervensystem. Dies löst die schnelle Ausschüttung von Cortisol und Adrenalin aus, wodurch sich die Herzfrequenz erhöht, die Atmung beschleunigt und die Leber Zucker in den Blutkreislauf abgibt, um dir einen Energieschub zu geben. Die Schmerzwahrnehmung nimmt ab, die Pupillen weiten sich und das Gehör wird geschärft – du bist bereit, um dein Leben zu kämpfen!

CORTISOL UND PSYCHISCHE GESUNDHEIT

In lebensgefährlichen Situationen ist Cortisol lebenswichtig. Bei anhaltendem Stress über einen längeren Zeitraum kann es jedoch zu einem dauerhaften Anstieg dieses Hormons kommen, der Entzündungen und endokrine Störungen sowie Gewichtszunahme, Bauchfett und ein aufgedunsenes Gesicht (auch Mondgesicht genannt) begünstigen kann.

Studien zu schweren Depressionen bei Frauen mittleren Alters und in der Perimenopause zeigten besonders erhöhte Cortisolspiegel morgens und abends. Abweichungen vom idealen sanften Anstieg und Abfall des Cortisolspiegels – wie etwa konstant hohe Cortisolwerte oder ein »flaches«

DAS STRESS-REAKTIONSSYSTEM
Wenn wir Stress oder Angst verspüren, reagiert das Gehirn mit der Kampf-oder-Flucht-Reaktion, indem es Adrenalin und Cortisol ausschüttet. Diese Hormone haben vielfältige Auswirkungen auf verschiedene Körperbereiche.

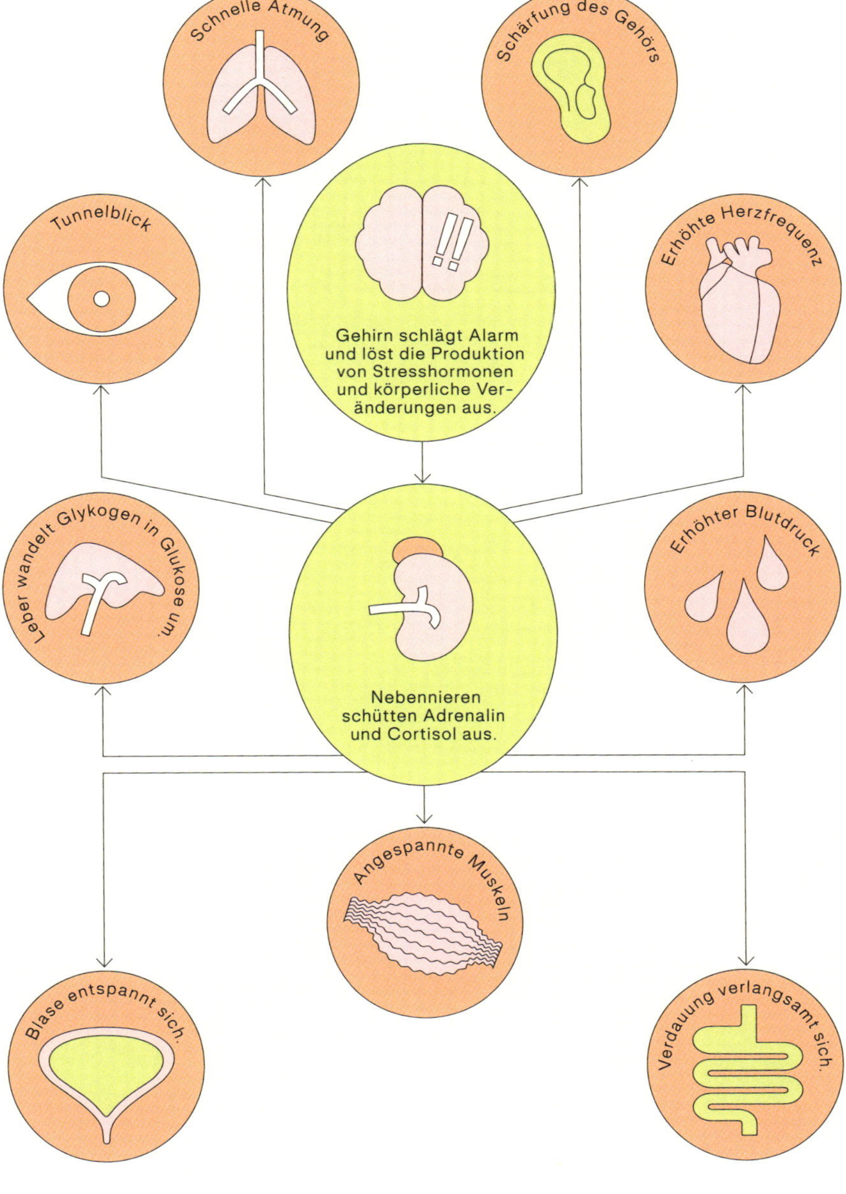

Muster, bei dem das Hormon den ganzen Tag über auf einem Niveau bleibt – werden mit Depressionen und Angstzuständen in Verbindung gebracht.

Studien zeigen, dass Frauen mit einem deutlich konstanten oder erniedrigten Cortisolspiegel häufiger an Depressionen leiden als Frauen mit einem diurnalen Cortisolrhythmus. Ein »flacher« Cortisolrhythmus kann auf eine gestörte Stressreaktion hinweisen oder sogar auf ein Kindheitstrauma. Diese Erkenntnisse unterstreichen, wie wichtig ein gesunder Tagesrhythmus für das körperliche und geistige Wohlbefinden ist. Wir gehen auf S. 195 noch darauf ein.

CORTISOLMESSUNG: NIEDRIG ODER HOCH?

Bei der Messung des Cortisolspiegels zeigt ein einfacher Bluttest nur das freie Cortisol an; außerdem handelt es sich um einen Zeitstempel, der nicht das gesamte Bild wiedergibt. Über den Tag verteilte Speicheltests geben mehr Aufschluss. Du kannst dich auch selbst beobachten und aufzeichnen, wie du dich zu verschiedenen Tageszeiten fühlst. Nicht immer ist ein Problem auf einen hohen Cortisolspiegel zurückzuführen, der Rhythmus spielt eine wichtige Rolle, wie ich bei meinen Klientinnen immer wieder beobachte.

Ein niedriger Cortisolspiegel äußert sich oft in Müdigkeit. Untersuchungen zeigen, dass ein niedriger freier Cortisolspiegel oft mit einer suboptimalen Stressreaktion aufgrund schwacher Gehirnsignale oder einer Drüsenfunktionsstörung in Zusammenhang steht.

GLUKOKORTIKOIDE

Cortisol ist ein Glukokortikoid, ein entzündungshemmendes Steroidhormon, das den Stoffwechsel und das Immunsystem beeinflusst. Es kann die Einlagerung von Fett im Bauchraum begünstigen und das Verlangen nach fettreichen, zuckerhaltigen Lebensmitteln steigern. Dabei handelt es sich dem Ursprung nach um eine Überlebensreaktion, mit der der Körper Nahrungsmangel vorbeugen will.

Ein hoher Cortisolspiegel kann die Androgene erhöhen, was wiederum Auswirkungen auf Östrogen, Eisprung und Progesteron hat. Ein hoher Cortisolspiegel kann bei Frauen jeden Alters zu Östrogenmangel führen.

HOHES CORTISOL UND NIEDRIGES ÖSTROGEN

Neben der HHN-Achse gibt es die HHO-Achse (Hypothalamus-Hypophysen-Ovar-Achse). Bei großem Stress kann es zu einer sogenannten funktionellen hypothalamischen Amenorrhoe kommen. Die HHO-Achse kommuniziert dann nicht mehr – eines der Hauptprobleme von Frauen vor der Menopause, die unter Östrogenmangel leiden.

Frauen im gebärfähigen Alter sollten einen hohen Östrogenspiegel haben, doch wir beobachten zunehmend sinkende Werte. Angesichts der Bedeutung von Östrogen für das allgemeine Wohlbefinden können anhaltend niedrige Östrogenspiegel das Risiko für das metabolische Syndrom erhöhen, was wiederum zu Fettleibigkeit, Typ-2-Diabetes und bestimmten Krebsarten wie Dickdarmkrebs führen kann.

Der Abfall des Östrogenspiegels in den Wechseljahren birgt Risiken für das Herz-Kreislauf-System, die Knochengesundheit und die psychische Gesundheit. Gelten diese Risiken auch für Frauen vor der Menopause mit niedrigem Östrogenspiegel? Die Antwort ist ein klares Ja. Darüber hinaus kann ein niedriger Östrogenspiegel in den fruchtbaren Jahren das Fortpflanzungssystem beeinträchtigen. Studien zeigen, dass Frauen vor der Menopause, die aufgrund einer funktionellen hypothalamischen Amenorrhoe einen niedrigen Östrogenspiegel aufweisen – das sind schätzungsweise 1,62 Millionen Frauen im Alter zwischen 18 und 44 Jahren in den USA und 17,4 Millionen Frauen weltweit – unter Problemen wie ausbleibender Periode, Gefäßfunktionsstörungen, vorzeitigen Herz-Kreislauf-Erkrankungen, Knochenschwund sowie verstärkten Angstzuständen und Depressionen leiden.

Die Studien bringen hohen Stress auch mit einem niedrigen Progesteronspiegel in Verbindung, stellen aber die vorherrschende Theorie infrage, die besagt, dass der Körper unter Stress die Cortisolproduktion gegenüber der Progesteronproduktion priorisiert (bekannt als »Cortisol-Steal«).

CORTISOL UND INSULINRESISTENZ

Es besteht ein enger Zusammenhang zwischen erhöhten Cortisolwerten und dem Risiko einer Insulinresistenz. Bei starkem Stress zeigen sich häufig Symptome einer Insulinresistenz, wie übermäßige Fetteinlagerungen in der Körpermitte. Diese abdominale Gewichtszunahme umfasst subkutanes Fett (direkt unter der Haut) und viszerales Fett (das sich um die Organe in der Bauchhöhle anlagert).

Cortisol ist auch mit dem Blutzuckerspiegel verbunden. Hohe Cortisolwerte steigern die Glukoneogenese (die Produktion von Glukose durch den Körper – »neo« bedeutet neu, »genesis« bedeutet Schöpfung) in der Leber. Dabei werden Glukosereserven zur Energiegewinnung verstoffwechselt und in den Blutkreislauf abgegeben. Stress kann also einen Glukoseanstieg auslösen, um Energie bereitzustellen. Wenn du um dein Leben rennen musst, sorgt dein Körper dafür, dass du es kannst.

Sind die Stressquellen jedoch eher psychischer Natur – vielleicht stehst du kurz vor einer wichtigen Präsentation oder eine unangenehme E-Mail ist gerade im Posteingang gelandet – wird die überschüssige Energie als Fett gespeichert, insbesondere um die Taille herum. Aber auch Nahrungsverzicht und übermäßiger Sport können den Cortisolspiegel erhöhen und der Körper speichert noch mehr Fett. Ohne Regulierung des Nervensystems sind langfristige Ergebnisse unwahrscheinlich.

Frauen sind oft in einem Teufelskreis gefangen. Je mehr Stress, desto mehr Bauchfett, und je mehr Bauchfett, desto mehr Cortisol wird produziert. Eine Studie kam zu dem Schluss, dass die zentrale Fettverteilung mit einer größeren psychischen Anfälligkeit für Stress und Cortisolreaktivität zusammenhängt. Die aktuellen Querschnittsergebnisse stützen die Hypothese, dass stressbedingte Cortisolausschüttung zur Bildung von Fett in der Körpermitte beitragen kann, und sie zeigen einen Zusammenhang zwischen psychischem Stress und Krankheitsrisiko.

CHRONISCHE STRESSREAKTION
Chronischer Stress führt zu einer Entwicklung in drei Phasen: von einer normalen Stressreaktion (erhöhte Wachsamkeit) über Widerstand (Anpassung an anhaltenden Druck) bis zur Erschöpfung (Burn-out, Müdigkeit).

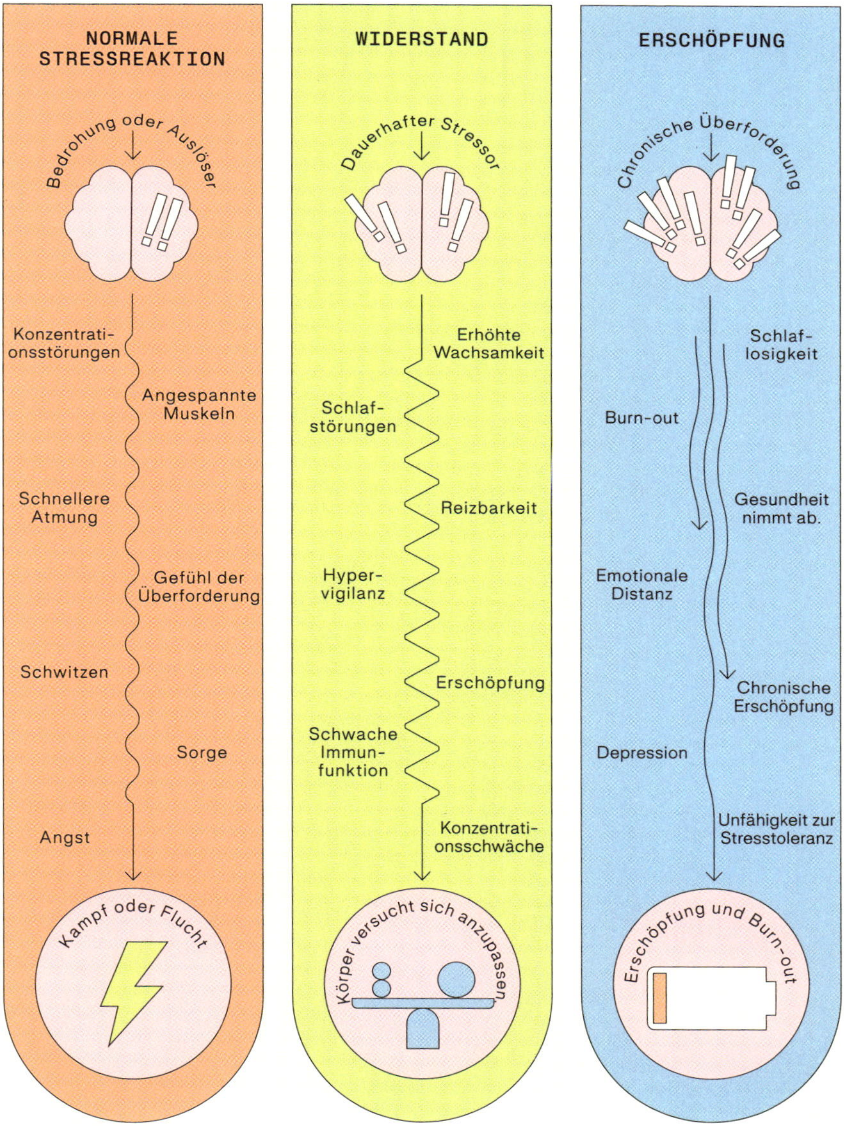

TÄGLICHES FREIES CORTISOL
Wenn der Cortisolspiegel normal funktioniert, ist er morgens am höchsten, sinkt im Laufe des Tages und erreicht nachts seinen niedrigsten Wert.

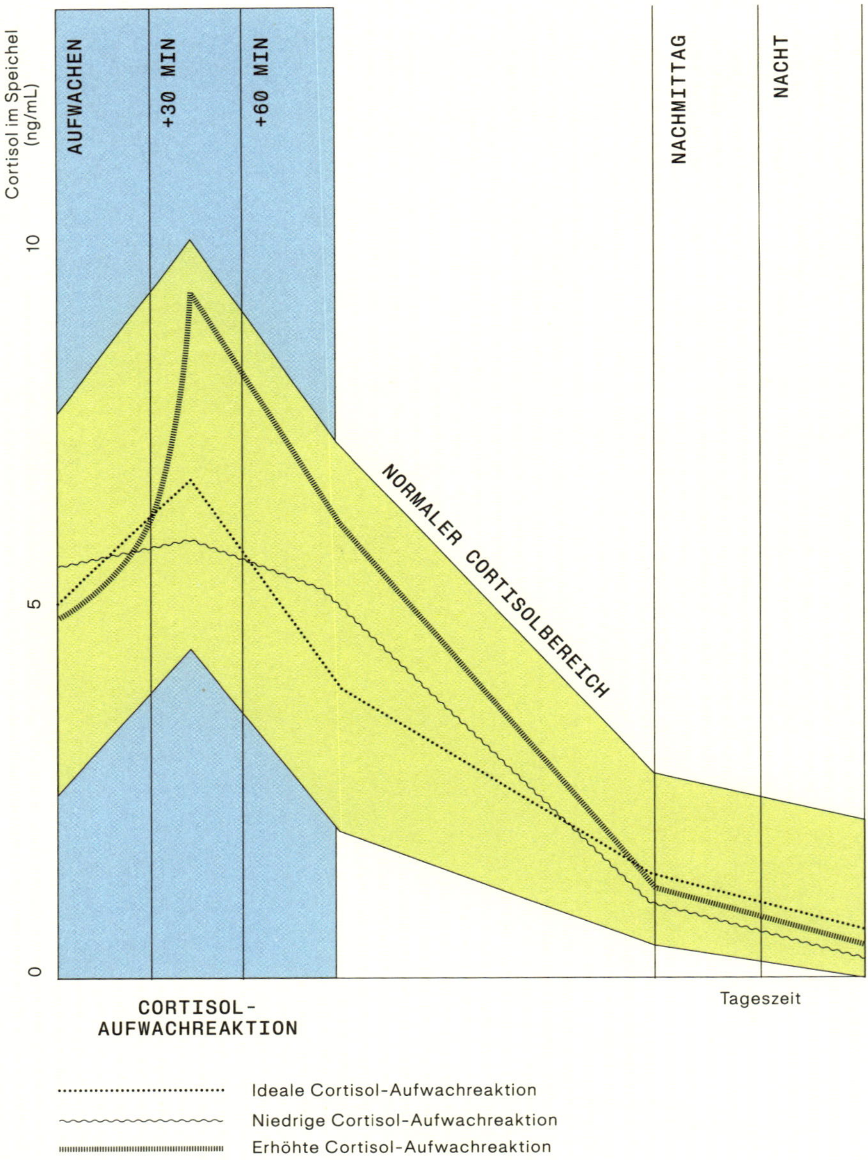

WIE ÄUSSERT SICH ERHÖHTES CORTISOL?*

- Gewichtszunahme im Gesicht oder an der Taille
- Wenig Appetit am Morgen
- Dünner werdendes Haar
- Akne
- Fetteinlagerung am Rücken

CORTISOL: DAS GESAMTBILD

Was sind die häufigsten Ursachen eines hohen Cortisolspiegels? Diese Probleme sind tief verwurzelt und heutzutage weltweit für Frauen systemisch. Obwohl individuell unterschiedlich, bringen viele Aspekte des Frauseins in jedem Alter Belastungen und Fallstricke mit sich, die uns überfordern können. Ob Schlafmangel, die schwierige Vereinbarkeit von Beruf und Privatleben, Mutterschaft, Care-Arbeit, Termine, Prüfungsvorbereitungen, der Umgang mit den sozialen Medien, ärztliche Manipulation oder toxische Beziehungen – Stressauslöser sind allgegenwärtig.

Cortisol ist zwar essenziell zur Bewältigung von kurzfristigem Stress, kann aber bei anhaltendem Druck dauerhaft erhöht sein und dann zu Angstzuständen und Burn-out führen. Wir können die Widrigkeiten des Lebens nicht ändern, aber wir können das Nervensystem unterstützen und erhöhte Cortisolspiegel senken, um die Auswirkung einiger dieser Belastungen zu lindern. In Kapitel 3 wirst du etwas wirklich Transformatives erleben. Du wirst lernen, dein Nervensystem zu pflegen und zu stärken und deine persönliche Geschichte neu zu schreiben.

*Keine vollständige Liste der Symptome

Insulin

Insulin ist der Gatekeeper, Energiespeichermanager sowie Schloss und Schlüssel zur Glukoseregulation. Es wird von der Bauchspeicheldrüse als Reaktion auf Glukose produziert, die entweder aus zuckerreichen Lebensmitteln oder durch eine stressbedingte Glukosefreisetzung aus der Leber in den Blutkreislauf gelangt. Im Normalfall trägt es dazu bei, einen konstanten Glukosespiegel im Blutkreislauf wiederherzustellen, indem es überschüssige Glukose in Leber, Muskeln und Fettgewebe transportiert und speichert.

DER WEG DES INSULINS

Glukose gelangt in der Regel nach dem Verzehr von Einfachzucker oder stärkehaltigen Kohlenhydraten in den Blutkreislauf, nachdem diese in Glukosemoleküle zerlegt wurden. Diese Moleküle werden anschließend in Adenosintriphosphat (ATP) umgewandelt, die Energiequelle unserer Zellen. Insulin spielt nicht nur eine entscheidende Rolle bei der Energiespeicherung, sondern verhindert auch einen übermäßig hohen Blutzuckerspiegel. Wenn wir Nahrung zu uns nehmen, spaltet der Körper diese in eine Währung auf, die im Körper verbraucht werden kann. Wenn du beispielsweise Kohlenhydrate isst, werden diese zunächst in Stärke und dann in Glukose zerlegt, die zur ATP-Produktion verwendet wird (siehe S. 125).

Zu viel Glukose im Blutkreislauf ist gefährlich. Wie die Bremsen im Auto hat Insulin einen wichtigen Zweck: Es greift ein, um Glukosespitzen bei Bedarf schnell unter Kontrolle zu bringen. Glukosespitze bedeutet, dass zu viel Glukose gleichzeitig in den Blutkreislauf gelangt ist. Dies kann auf etwas zurückzuführen sein, das wir gegessen haben, oder auf Stressmomente.

REGULIERUNG DURCH INSULIN

Die Glukoseregulation ist – wie Cortisol – ein wichtiges Thema. Diese Regulierung funktioniert über eine negative Rückkopplungsschleife: Steigende Glukosewerte lösen die Insulinausschüttung aus. Sinkt der Glukosespiegel, nimmt

NEGATIVE RÜCKKOPPLUNGSSCHLEIFE
Eine negative Rückkopplungsschleife ist ein selbstregulierendes biologisches System. Es handelt sich um einen Mechanismus, bei dem ein System seine eigene Aktivität durch Rückmeldung über die Systemleistung steuert oder verringert. Ziel ist es, die Homöostase, also den optimalen inneren Zustand des Körpers, aufrechtzuerhalten. Der Körper nutzt negative Rückkopplungsschleifen zur Regulierung des Blutzuckerspiegels, der Körpertemperatur, des pH-Werts sowie des Hormonhaushalts.

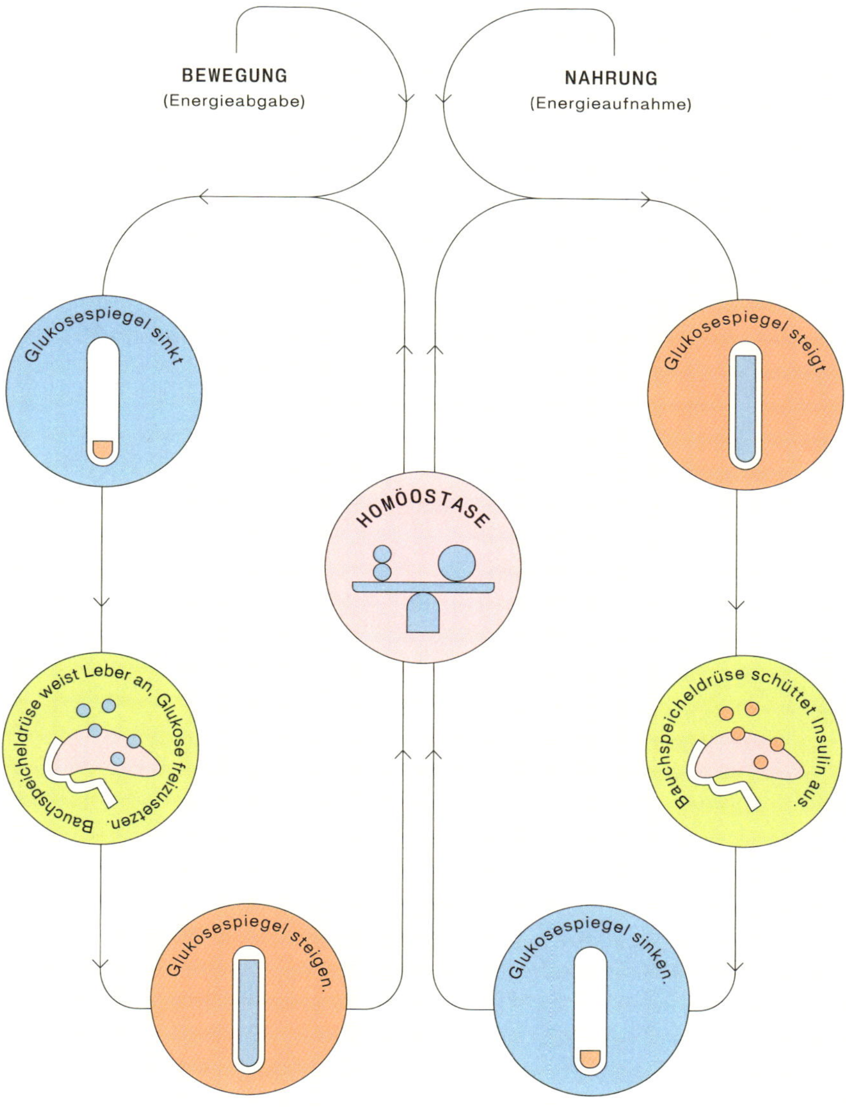

die Insulinausschüttung ab. Es ist aber wichtig zu wissen, dass Glukose- oder Blutzuckerspitzen normal sind. Deshalb haben wir überhaupt Insulin in unserem Körper: um Blutzuckerspitzen zu kontrollieren und zu regulieren.

WORIN BESTEHT DIE GEFAHR?

Du musst weder Insulin noch Glukose fürchten. Was du jedoch vermeiden solltest, ist ein Überschuss – sei es zu viel Glukose, zu viel Einfachzucker, zu viel Insulin oder zu viel Cortisol. Überschüssiges Insulin oder zu viel Glukose können ein krankheitsanfälliges, entzündungsförderndes Milieu im Körper schaffen und das Zusammenspiel der Hormone beeinflussen. Sich mehrmals täglich auf Insulin zu verlassen, um den Zuckerüberschuss zu beseitigen, belastet den Körper stark. Ist der Insulinspiegel im Blutkreislauf dauerhaft erhöht, kann dies zu Bluthochdruck und einer übermäßigen Fettbildung in der Leber (Lipogenese) führen, was wiederum eine nichtalkoholische Fettleber begünstigen kann.

Wenn der Körper weniger effizient auf Insulin reagiert, kann diese Insulinresistenz die Körperzellen daran hindern, Glukose aufzunehmen. Das bedeutet, dass du nicht ausreichend Energie aus Glukose gewinnst und dich ausgelaugt fühlst, obwohl deinem Körper potenzielle Energie aus Zucker zur Verfügung steht.

Wird zu oft Insulin benötigt, ist es wie wenn bei einem Auto die Bremsbeläge verschleißen, bis man irgendwann nicht mehr damit fahren kann. Wenn dieser Mechanismus bis an die Grenzen beansprucht wird, wird dies definitiv die Hormongesundheit – von der allgemeinen Gesundheit ganz zu schweigen – beeinträchtigen.

Insulin ist nicht nur für den Blutzucker verantwortlich; es ist auch der Schlüssel zur Hormon- und Stoffwechselgesundheit. Insulinresistenz spielt eine entscheidende Rolle bei der Entstehung endokriner Erkrankungen, insbesondere bei einem Überschuss an Androgenen (etwa Testosteron).

Insulinresistenz und hohe Androgenspiegel können einen Teufelskreis bilden. Insulinresistenz kann eine erhöhte Androgenproduktion auslösen. Der erhöhte Androgenspiegel kann eine Rückkopplungsschleife (siehe S. 67) erzeugen, die das metabolische und hormonelle Gleichgewicht stört.

BLUTZUCKER

Der Blutzuckerspiegel kann nach dem Essen oft ansteigen, sich mithilfe von Insulin stabilisieren und dann während des Fastens oder bei intensiver Aktivität abfallen.

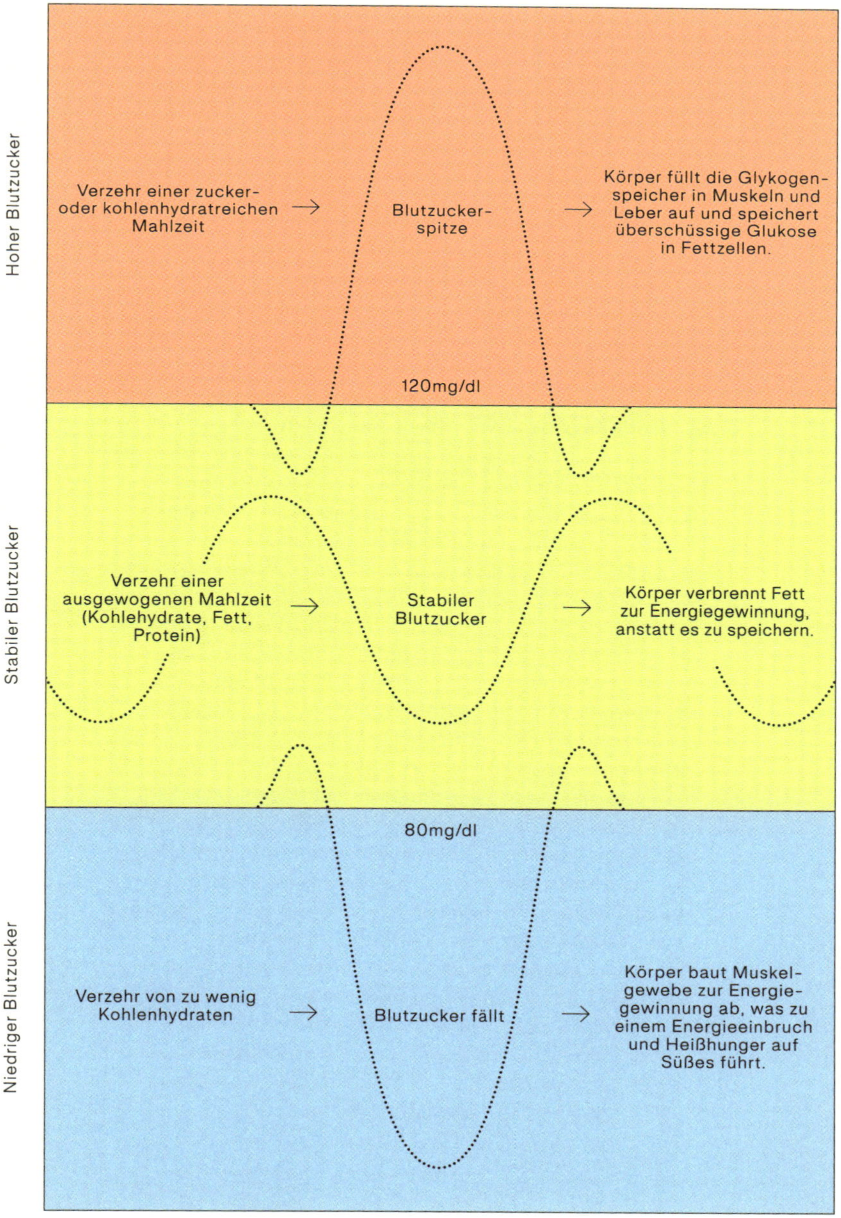

WIE FUNKTIONIERT INSULIN?

Wenn zu viel Glukose in den Blutkreislauf gelangt, schüttet die Bauchspeicheldrüse Insulin aus. Dieses wirkt wie ein Schlüssel und öffnet Zellen, sodass Glukose gespeichert werden kann. Hormone wirken gezielt, und Insulin hat die Aufgabe, den Blutzuckerspiegel im Zaum zu halten. Die erste Anlaufstelle sind Muskeln und Leber. Insulin lässt Glukose in diese Zellen gelangen und transportiert sie damit schnell aus dem Blutkreislauf. In den Muskeln wird die Glukose als Energie gespeichert – bis die Muskeln ihre Kapazitätsgrenze erreichen. Denn die Muskeln haben nur begrenzten Platz, um Glukose als Energie zu speichern, und dieser Platz hängt stark von der Muskelmasse ab. Überschüssige Glukose wird durch Insulin als Fett, oft als viszerales Fett im Bauchbereich, gespeichert. Bedauerlicherweise gibt es unendlich viel Speicherplatz für Glukose in Form von Fettzellen.

INSULIN AUF HOCHTOUREN

Sobald die Glukose vollständig aus dem Blutkreislauf verschwunden ist, hat Insulin seine Aufgabe erfüllt – sollte man meinen. Insulin kann aber Glukose so gut abbauen, dass es sie schließlich vollständig entfernt und speichert und dich energielos zurücklässt. Die Blutzuckerspitze sinkt rapide ab und du erlebst einen sogenannten Unterzuckerungstiefpunkt – den Absturz nach dem Hoch. Das Gefühl der Energielosigkeit kann zu gedrückter Stimmung, geistiger Verwirrung und Müdigkeit führen. Wir sind »hangry« (»hungry« und »angry«), denn der Körper schreit nach mehr Glukose, um das Hoch zu verlängern. Während eines Blutzuckertiefs verbrennen wir nämlich Muskelmasse, nicht Fett.

Das Gehirn benötigt Glukose, ein sinkender Blutzuckerspiegel signalisiert daher, dass wir Nachschub benötigen. Das erklärt, warum der Heißhunger auf Süßes meist gegen 11 und 15 Uhr sowie nach dem Abendessen einsetzt.

Wenn wir diese Achterbahnfahrt fortsetzen, können unsere Zellen irgendwann nicht mehr miteinander kommunizieren. Sie beginnen, dem Insulin zu widerstehen, das die Glukosespitzen regulieren soll, wodurch mehr Insulin zur Regulierung des Blutzuckerspiegels benötigt wird. Das Endergebnis ist die Insulinresistenz (siehe S. 99).

Die Schilddrüse

Die Schilddrüsenhormone nehmen Einfluss auf eine Vielzahl lebenswichtiger Körperfunktionen. Sie regulieren Herzschlag, Appetit und Körpertemperatur sowie den gesamten Stoffwechsel. Die Schilddrüse überwacht den Energiebedarf des Körpers und schüttet entsprechende Hormone aus, damit jede Zelle die notwendigen Signale erhält, um effizient zu funktionieren. Die Schilddrüsenhormone sind auch wichtig für die Funktion der Mitochondrien, die oft als die Energiekraftwerke des Körpers bezeichnet werden.

Die Produktion der Schilddrüsenhormone unterliegt der Steuerung durch die Hypophyse. Die Hypophyse schüttet das schilddrüsenstimulierende Hormon (TSH) aus und regt damit die Schilddrüse an, die Hormone T3 (Trijodthyronin – das aktive Schilddrüsenhormon) und T4 (Thyroxin – das inaktive Schilddrüsenhormon) zu bilden.

SCHILDDRÜSENFUNKTIONSSTÖRUNG

Mit zunehmendem Alter steigt das Risiko einer Schilddrüsenfunktionsstörung. Die Diagnose einer Schilddrüsenunterfunktion, bei der die Hypophyse zu viel TSH produziert, basiert jedoch ausschließlich auf Blutreferenzwerten. Dadurch können subklinische Zustände, bei denen die Schilddrüsenfunktion beeinträchtigt ist, übersehen werden. Wenn beispielsweise T4 normal, TSH jedoch leicht erhöht ist, werden die Ergebnisse nach den aktuellen Richtlinien möglicherweise als »normal« eingestuft, und es werden keine Maßnahmen ergriffen, obwohl der Patient frühe Anzeichen einer Schilddrüsenunterfunktion aufweist. Liegt ein Problem vor, wird es in eine von zwei Kategorien eingeteilt: Unterfunktion oder Überfunktion.

SCHILDDRÜSENUNTERFUNKTION

Schilddrüsenhormonmangel, die sogenannte Hypothyreose, zeichnet sich durch hohe TSH-Werte sowie niedrige T4- und T3-Werte aus. Er kann zu einem trägen Stoffwechsel führen, was sich in Gewichtszunahme, Fruchtbarkeitsproblemen, Haarausfall, Kältegefühl, schlechtem Gehör, langsamer Herzfrequenz, schlechtem Gedächtnis, Müdigkeit und schlechter Stimmung äußert.

Eine Schilddrüsenunterfunktion wird häufig durch Jodmangel verursacht oder weist auf eine Autoimmunerkrankung wie Hashimoto-Thyreoiditis hin. Bei Hashimoto erkennt das Immunsystem Bestandteile der Schilddrüse (Antigene) fälschlich als fremd und greift sie dauerhaft an – das führt zur chronischen Entzündung und Unterfunktion.

SCHILDDRÜSENÜBERFUNKTION

Am anderen Ende des Spektrums befindet sich die Hyperthyreose. Sie ist relativ selten und oft mit einer Autoimmunerkrankung wie Morbus Basedow oder gutartigen Schilddrüsenknoten verbunden, die zu einer Überproduktion von Schilddrüsenhormonen führen. Dies stimuliert den Stoffwechsel, was sich typischerweise in Herzrasen, Angstzuständen, Zittern, unregelmäßigen Menstruationsblutungen und Gewichtsverlust äußert.

HYPOTHYREOSE

Eine Schilddrüsenunterfunktion äußert sich in einer hohen TSH-Sekretion und kann durch einen niedrigen Thyreotropin-Releasing-Hormon-Spiegel (TRH) im Hypothalamus, eine schlechte Umwandlung von T4 in T3 oder die ineffiziente Nutzung des Schilddrüsenhormons verursacht werden. Jodmangel ist ebenfalls eine Hauptursache – bestimmte Lebensmittel können die Jodaufnahme hemmen. Die Diagnose sollte von einem Arzt vorgenommen werden, aber die Basaltemperatur kann Hinweise geben. Eine Erhöhung der Jod-, Eisen-, Selen-, Tyrosin- und Kupferzufuhr kann die Schilddrüsengesundheit unterstützen. Eine Hypothyreose kann verschiedene Ursachen haben. Viele Frauen haben eine subklinische Schilddrüsenunterfunktion, obwohl ihre Blutwerte nicht im Referenzbereich liegen.

Serotonin

Zeit zu lächeln, denn wir kommen zum »Glückshormon«. Serotonin entsteht aus der essenziellen Aminosäure Tryptophan, die hauptsächlich im Darm, insbesondere in den enterochromaffinen Zellen in der Darmschleimhaut, gebildet wird. Diese Zellen setzen Serotonin frei, um die Verdauung zu regulieren und mit dem Gehirn zu kommunizieren. Ein Teil des Serotonins wird aber auch in den Raphe-Kernen gebildet, einer Kerngruppe im Hirnstamm. Die Bezeichnung »Glückshormon« stammt daher, dass Serotonin seine wichtigste Aufgabe im zentralen Nervensystem hat. Es kann die Stimmung beeinflussen und stabilisieren und spielt außerdem eine Rolle bei Gedächtnis, Schlaf, Motorik, Wundheilung, Wut, Angst, Appetit, Stress, Sucht, Sexualfunktion, Lust- und Schmerzempfinden, Hirngefäßtonus und im zentralen Atmungssystem.

SEROTONIN VERSUS DOPAMIN

Was unterscheidet Dopamin und Serotonin? Dopamin ist ein Neurotransmitter, der im Gehirn produziert wird und Stimmung, Motivation, Freude und Belohnung reguliert sowie Bewegung, Lernen und Aufmerksamkeit steuert. Serotonin, das aus der Aminosäure Tryptophan synthetisiert wird, hält die Stimmung stabil und sorgt für innere Balance.

NEUROTRANSMITTER

Ein Neurotransmitter ist ein chemischer Botenstoff, der Informationen zwischen Nervenzellen, Muskeln und Drüsen im Körper transportiert. Serotonin wirkt sowohl als Neurotransmitter als auch als Hormon. Es beeinflusst Stimmung und Wahrnehmung im Gehirn und reguliert die Verdauung und andere Prozesse im Körper. Hormone können verschiedene Funktionen erfüllen, beispielsweise als Antioxidantien, Neurotransmitter und mehr.

DOPAMIN	SEROTONIN
wird hauptsächlich im Gehirn produziert	wird hauptsächlich im Darm produziert
macht uns wacher	fördert besseren Schlaf
regt Motivation und Belohnungsreaktion an	stabilisiert Stimmung und Glücksgefühl

Neuere Forschungen haben gezeigt, dass Serotonin auch eine Rolle im Stoffwechsel spielt, indem es die Nährstoffaufnahme und -speicherung verbessert und die wellenförmigen Kontraktionen der Darmmuskulatur anregt, die die Nahrung durch das Verdauungssystem schieben – ein Vorgang, der durch Glukose und Fettsäuren in der Nahrung ausgelöst wird.

Serotonin ist ein weiterer Neurotransmitter, dessen Spiegel während der Perimenopause sinkt. Östrogen und Progesteron wirken sich beide auf Serotonin aus, sodass die stürmischen Hormonschwankungen während der Perimenopause auch zu einem Abfall des Serotoninspiegels führen können. Das kann während der Perimenopause, der Menopause und der Postmenopause Stimmungsstörungen auslösen. Die SWAN-Studie, die nationale Daten aus den USA über einen Zeitraum von zehn Jahren untersuchte, fand heraus, dass das Risiko für schwere depressive Symptome und Störungen während und möglicherweise auch nach der Menopause höher ist.

Die spezifischen und differenzierten Wirkungen, die Serotonin in unterschiedlichen Kontexten entfaltet, zeigen, dass Hormone nicht zu unterschätzen sind. Ihre Funktionen im Körper sind oft vielschichtig.

Melatonin

Melatonin wird vor allem in der Zirbeldrüse im Gehirn gebildet und als Reaktion auf die Dunkelheit am Abend ausgeschüttet, um den Schlaf zu fördern. Ich nenne es »Vampirhormon«, denn es liebt die Dunkelheit. Aber es ist mehr als nur ein Schlafhormon, denn es spielt nicht nur eine wichtige Rolle im Schlafzyklus, sondern schützt und unterstützt auch die Eierstockfunktionen, einschließlich Eisprung, Follikelentwicklung, Gelbkörperfunktion und Eizellreifung. Ein Melatoninmangel kann mit den Ursachen vieler endokriner Erkrankungen in Verbindung gebracht werden. Wenn du nachts schlecht schläfst oder tagsüber müde bist oder wenn Fruchtbarkeit für dich wichtig ist, solltest du die positive Kraft dieses Hormons mit seinen starken antioxidativen Eigenschaften nutzen.

DER WEG DES MELATONINS

Melatonin entsteht in vier Schritten. Tryptophan wird in 5-Hydroxytryptophan umgewandelt, das zu Serotonin wird. Serotonin wird dann in N-Acetylserotonin umgewandelt, das zu Melatonin wird. Ein Teil der Melatoninproduktion findet im Darm statt. Dort wird die Aminosäure Tryptophan aus der

MITOCHONDRIEN

Die Mitochondrien sind kleine, membrangebundene Strukturen innerhalb der Zellen, wo sie durch eine Reihe chemischer Reaktionen die Energie erzeugen, die für das Überleben und die Funktion der Zelle notwendig ist. Dazu zerlegen sie Glukose in ein Energiemolekül namens Adenosintriphosphat (ATP). Melatonin hat eine starke schützende Wirkung auf die Mitochondrien.

Nahrung aufgenommen und in bestimmten Zellen als Ausgangsstoff gespeichert und weiterverarbeitet. Die enterochromaffinen Zellen in der Darmschleimhaut sind endokrine Zellen, die Serotonin und Melatonin produzieren und an nahegelegene sensorische Nervenenden abgeben. Sie modulieren außerdem die Darmfunktion und -bewegung und können Umwelt- und innere Reize erkennen, die in den Darm gelangen, wie etwa Nahrungsmittelreizstoffe, Entzündungsstoffe und Stresshormone.

Je höher die Dichte der enterochromaffinen Zellen im Darm, desto besser die Verteilung von Melatonin im Körper.

MELATONIN UND DER ZIRKADIANE RHYTHMUS

Während Melatonin in dunkler Umgebung Schläfrigkeit auslöst, sorgt der morgendliche Anstieg von Cortisol dafür, dass wir aufwachen und aktiv werden. Diese beiden Hormone sind die Schlüsselfaktoren für einen gesunden zirkadianen Rhythmus. Störungen dieses 24-Stunden-Rhythmus können mit anderen hormonellen Ungleichgewichten und chronischen Erkrankungen wie Schlaflosigkeit, Bluthochdruck, Diabetes und Depressionen einhergehen.

Melatonin beeinflusst den Hormonhaushalt, da es eine Vielzahl biologischer Funktionen reguliert – nicht nur den zirkadianen Rhythmus, sondern auch das Immunsystem, die Fortpflanzung und eben den Schlaf. Diese Prozesse bilden gemeinsam das Umfeld, in dem Hormone wirken. Schlechter Schlaf kann das hormonelle Gleichgewicht stören und die Funktion zahlreicher Hormone beeinträchtigen.

MELATONIN UND MITOCHONDRIEN

Melatonin ist darüber hinaus ein wirksames Antioxidans. Antioxidantien wirken, indem sie freie Radikale im Körper neutralisieren und Schäden, die freie Radikale verursachen, beseitigen. Diese instabilen Moleküle entstehen bei normalen Prozessen wie dem Stoffwechsel, aber auch durch Umweltgifte (wie Umweltverschmutzung, UV-Strahlen, Zigarettenrauch) und ungesunde Ernährung.

Melatonin ist ein Radikalfänger und kann daher schädliche freie Radikale im Körper neutralisieren. Dies hat zusätzlich entzündungshemmende Wirkung. Melatonin hat eine

FREIE RADIKALE

Ein freies Radikal ist ein Molekül, das durch bestimmte Lebensmittel, körperliche Betätigung oder Giftstoffe im Körper entsteht. Es enthält ein oder mehrere ungepaarte Elektronen. Diese ungerade Anzahl macht es instabil und hochreaktiv. Wenn die Zahl der freien Radikale die der Antioxidantien übersteigt, führt dies zu sogenanntem oxidativem Stress.

antioxidative Wirkung auf das Fortpflanzungssystem sowie auf die Mitochondrien.

Zahlreiche Studien haben bestätigt, dass Melatonin wichtige mitochondriale Komponenten, wie zum Beispiel Proteine in der Elektronentransportkette, sowie das mitochondriale Genom schützen kann. Melatonin scheint die Mitochondrien gezielt zu schützen, indem es sie effektiv vor schädlichen freien Radikalen abschirmt.

Oxytocin

Oxytocin, auch »Liebeshormon« genannt, ist ein Peptidhormon und Neuropeptid, das im Hypothalamus produziert und von der Hypophyse ausgeschüttet wird. Ein Peptidhormon ist eine kleine Aminosäurekette, die verschiedene Körperfunktionen reguliert. Ein Neuropeptid ist ein Signalmolekül im Nervensystem, das die Kommunikation zwischen Nervenzellen und Prozesse wie Stimmung und Schmerzwahrnehmung beeinflusst. Wenn das Gehirn Dopamin freisetzt, steigt der Serotoninspiegel und Oxytocin wird produziert. Wie diese Neurotransmitter gehört es zur Familie der Wohlfühlhormone.

Oxytocin löst Wehen und die Muttermilchproduktion aus und stärkt die elterliche Bindung. Es fördert außerdem positive Erinnerungen, Sicherheitsgefühle, Entscheidungsfindung, Empathie, Vertrauen, Treue und Kommunikation. Oxytocin unterstützt das Immunsystem und die Produktion von Immunglobulinen, ohne die das Immunsystem funktionsunfähig wäre. Darüber hinaus spielt es eine Rolle beim weiblichen Orgasmus.

Oxytocin kann die stressbedingte Aktivität der HHN-Achse hemmen und die Normalisierung des Cortisolspiegels fördern. Je mehr Oxytocin der Körper produziert, desto effizienter kann der Cortisolspiegel nach einer Stresssituation gesenkt werden. Studien haben gezeigt, dass ein niedriger Oxytocinspiegel zu mehr Stress, Angstzuständen und sogar zu hormonellen Störungen wie PCOS führt.

OXYTOCIN UND MENOPAUSE

Mit Beginn der Perimenopause sinkt der Oxytocinspiegel allmählich ab. Dieser Rückgang wird mit Wechseljahresrisiken wie Herz-Kreislauf-Erkrankungen, Osteoporose, Harninkontinenz, sexuellen Funktionsstörungen, Übergewicht und einem verlangsamten Stoffwechsel in Verbindung gebracht. Oxytocin wirkt wie ein Stärkungsmittel für Glück und Gesundheit. Deshalb sollten Frauen in jedem Alter, vor allem aber in späteren Jahren, die Produktion fördern. Mehr dazu in Säule Sechs (siehe S. 195).

FSH und LH

Bevor wir uns der Wirkungsweise von Hormonen zuwenden, wollen wir zum Schluss noch FSH (Follikelstimulierendes Hormon) und LH (Luteinisierendes Hormon) betrachten. Da sie aus ähnlichen Genen hervorgehen, haben sie vergleichbare Eigenschaften, sie regulieren jedoch unterschiedliche Vorgänge im Körper.

FSH wird von der Hypophyse als Reaktion auf das im Hypothalamus produzierte und ausgeschüttete Gonadotropin-Releasing-Hormon (GnRH) produziert. Es reguliert die Funktion der Eierstöcke und erreicht in der Mitte des Zyklus seinen Höhepunkt, um die Reifung der Eizellen während der Follikelphase zu stimulieren. Es fördert außerdem das Enzym Aromatase, das für die Umwandlung von Testosteron in Östradiol verantwortlich ist.

LH ist ein Glykoproteinhormon, das zusammen mit FSH von der Hypophyse ausgeschüttet wird. Dieses Hormon fördert den Eisprung und die Freisetzung einer Eizelle sowie die Ausschüttung von Progesteron.

Mit Beginn der Perimenopause steigt der FSH-Spiegel als Reaktion auf den Östrogenabfall an. Mit dem FSH-Spiegel steigt auch der LH-Spiegel. Diese Hormone wirken mit Östrogen und Progesteron über ein negatives Rückkopplungssystem.

Das endokrine System

Nachdem wir die wichtigsten Hormone kennengelernt haben, wollen wir kurz zusammenfassen: Hormone sind chemische Botenstoffe, die eine Kaskade von Effekten auslösen, die nahezu jeden Aspekt der Physiologie und des Verhaltens beeinflussen. Von Stoffwechsel, Energiehaushalt, Wachstum und Entwicklung bis hin zu Fortpflanzung, Sexualfunktion, Stimmung, Blutzuckerspiegel und Stress – egal, um welche Körperfunktion es geht, sicher ist, dass Hormone beteiligt sind. Das erklärt auch, warum sie mit so vielen verschiedenen Symptomen in Verbindung gebracht werden.

Wie wirken diese Hormone? Die einfache Antwort lautet: über das endokrine System. Das endokrine System ist ein Netzwerk von Drüsen, die Hormone produzieren und in den Blutkreislauf und das Gewebe abgeben. Zu diesen Drüsen gehören Hypothalamus, Hypophyse, Zirbeldrüse, Schilddrüse und Thymusdrüse sowie der endokrine Anteil der Bauchspeicheldrüse, vier Nebenschilddrüsen, zwei Nebennieren und die Eierstöcke. Keine dieser Drüsen ist physisch mit einer der anderen verbunden, aber sie alle können über ein negatives Rückkopplungssystem miteinander kommunizieren und so dafür sorgen, dass im Körper ein Gleichgewicht erhalten bleibt. Wird dieses Gleichgewicht gestört – sei es durch Krankheit, Lebensstil oder andere Faktoren – kann das zu Funktionsstörungen führen.

WARUM IST EIN HORMONELLES GLEICHGEWICHT WICHTIG?

Stellen wir uns Hormone wie in Wasser gelöste Salzkörner vor: Sie sind vorhanden, aber unsichtbar. Sobald sie ausgeschüttet sind, wandern sie durch den Körper und übermitteln spezifische chemische Botschaften. Dieser Prozess lässt sich in vier Phasen unterteilen. Jede dieser Phasen kann durch Ernährung, Lebensstil und Umweltfaktoren negativ oder positiv beeinflusst werden. Ein Problem in nur einer dieser Phasen kann schwerwiegende Folgen haben.

DIE VIER SCHRITTE DER HORMONFUNKTION (UND -DYSFUNKTION)

SCHRITT EINS: SEKRETION DER HORMONE

Hormone werden von einer Drüse ausgeschüttet. Produziert der Körper zu viel oder zu wenig Hormone und geschieht das zum richtigen Zeitpunkt? Verfügt er über alle Bausteine für die Hormonproduktion? Funktioniert das negative Rückkopplungssystem?

SCHRITT ZWEI: TRANSPORT DER HORMONE

Die Hormone wandern durch den Blutkreislauf, um ihre Zielzellen zu erreichen. Funktioniert das Transportsystem? Leidest du unter schlechter Durchblutung? Erreichen die Hormone ihr Ziel oder tauchen sie woanders auf und richten Unheil an?

SCHRITT DREI: ERKENNUNG DER HORMONE

Wenn Hormone ihre Botschaften übermitteln, lösen sie eine Kaskade von Veränderungen aus. Kommt die Botschaft an? Blockiert ein anderes Hormon den Weg? Sind die Rezeptoren beschädigt? Können die Zielrezeptoren die Botschaften der Hormone empfangen? Wenn nicht, besteht eine Hormonresistenz. Das bedeutet, dass die Rezeptoren weniger reagieren.

SCHRITT VIER: ENTGIFTUNG

Die Hormone werden verstoffwechselt und aus dem Körper ausgeschieden. Werden die Hormone abgebaut und optimal entsorgt oder stauen sich Hormone an, die eigentlich den Körper hätten verlassen sollen?

DER WEG DER HORMONE DURCH DEN KÖRPER

Die Reise eines Hormons, von der Sekretion bis zur Entgiftung, ist eine gewaltige Herausforderung. Einen Großteil dieser Zeit verbringt es damit, durch den Blutkreislauf zu rasen und seine Zielzelle zu finden.

Da Blut wasserbasiert ist, müssen alle fettbasierten Hormone (wie Östrogen, Testosteron und Cortisol) an ein von der Leber synthetisiertes Transportprotein binden. Ist kein solches Transportprotein verfügbar, gelten diese Hormone als »frei«. Östrogen und Testosteron binden an Sexualhormon-bindende Globuline (SHBG) und Cortisol an Cortisol-bindendes Globulin (CBG), auch bekannt als Transcortin, und Albumin.

Nach der Sekretion springen die Hormone auf ihr SHBG oder CBG (so, wie man in einen Bus einsteigt) und machen sich mit einem einzigen Ziel auf den Weg: ihre Zielzelle zu erreichen und ihre Botschaft zu übermitteln.

WENN DER TRANSPORT UNTERBROCHEN WIRD

Was passiert, wenn der Hormontransport gestört wird? Stell dir die Hauptverkehrszeit in einer Großstadt vor: Busse fahren im Minutentakt in alle Richtungen. Was würde passieren, wenn plötzlich alle Verkehrsmittel nur noch stündlich fahren würden? Es würden sich schnell Staus bilden.

Einen solchen Stau stellt im Körper die Ansammlung von freiem Testosteron dar – Testosteron, das nicht an Sexualhormon-bindende Globuline (SHBG) gebunden ist. SHBG transportiert nämlich nicht nur Testosteron von A nach B, sondern kontrolliert auch die Menge an »aktivem« Testosteron, indem es das Gewebe daran hindert, es sofort zu nutzen. Wir beobachten dann einen Anstieg des Testosteronspiegels, ähnlich wie wir eine wachsende Menschenmenge beobachten, die bei einem eingeschränkten Busverkehr auf den nächsten Bus wartet. Was behindert das Transportsystem im Körper? Die Antwort ist: Insulinresistenz.

WIE KOMMUNIZIEREN HORMONE?

Jedes Hormon interagiert mit seiner Zielzelle über Rezeptoren, die nur von diesem Hormon erkannt werden. Nur Zellen mit den passenden Rezeptoren können das Hormonsignal empfangen und darauf reagieren, was eine präzise Kommunikation und biologische Regulation gewährleistet. Stell dir vor, ein quadratisches Hormon kann eine Botschaft nur an einen quadratischen Rezeptor übermitteln, während ein sternförmiges Hormon an allen quadratischen Rezeptoren vorbeiwandert, bis es seine Zielzelle mit einem sternförmigen Rezeptor findet und dort andockt. Dadurch wird eine Reaktion in Gang gesetzt, die eine Veränderung der Zelle einleitet.

Diese Interaktion wird als Rezeptorkomplex bezeichnet. Sie äußert sich in einem Verhalten oder einer physiologischen Veränderung im Körper. Sobald die Kaskade abgeschlossen ist, ist die Funktion der Zelle beendet. Das Hormon wird über die Leber zerstört oder entgiftet.

SO ENTSTEHT DYSFUNKTION

Bei jedem Schritt kann es zu Funktionsstörungen kommen. Ein anderes, stärkeres Hormon wie Cortisol könnte die Rezeptoren blockieren und andere Hormone daran hindern, ihre Botschaft zu übermitteln. Obwohl Cortisol lebenswichtig ist, kann ein Überschuss zu einem Zusammenbruch des Stoffwechsels führen.

Jedes Symptom hat eine Grundursache, die wir identifizieren und behandeln wollen, um die Situation zu verändern und ein günstigeres Umfeld für die Hormone zu schaffen. Sobald wir die Ursache erkannt haben, können wir die Weichen für eine echte, nachhaltige Veränderung stellen.

PCOS Typischerweise hohe Androgen-, Insulin-, Cortisol- und niedrige Östrogen-, Serotonin- und Melatoninwerte

Endometriose Typischerweise hoher Östrogen- und niedriger Progesteronspiegel, Progesteronresistenz

Hypothyreose Typischerweise hoher TSH-Spiegel, niedriger freier Thyroxinspiegel

Perimenopause/Menopause Sinkender Östrogen-, Progesteron-, Testosteron- und Serotoninspiegel und erhöhtes Risiko einer Insulinresistenz

WIE KOMMUNIZIEREN HORMONE?
Hormone kommunizieren, indem sie an spezifische Rezeptoren an Zielzellen andocken und so eine Reaktion auslösen, die Körperfunktionen und Verhalten reguliert.

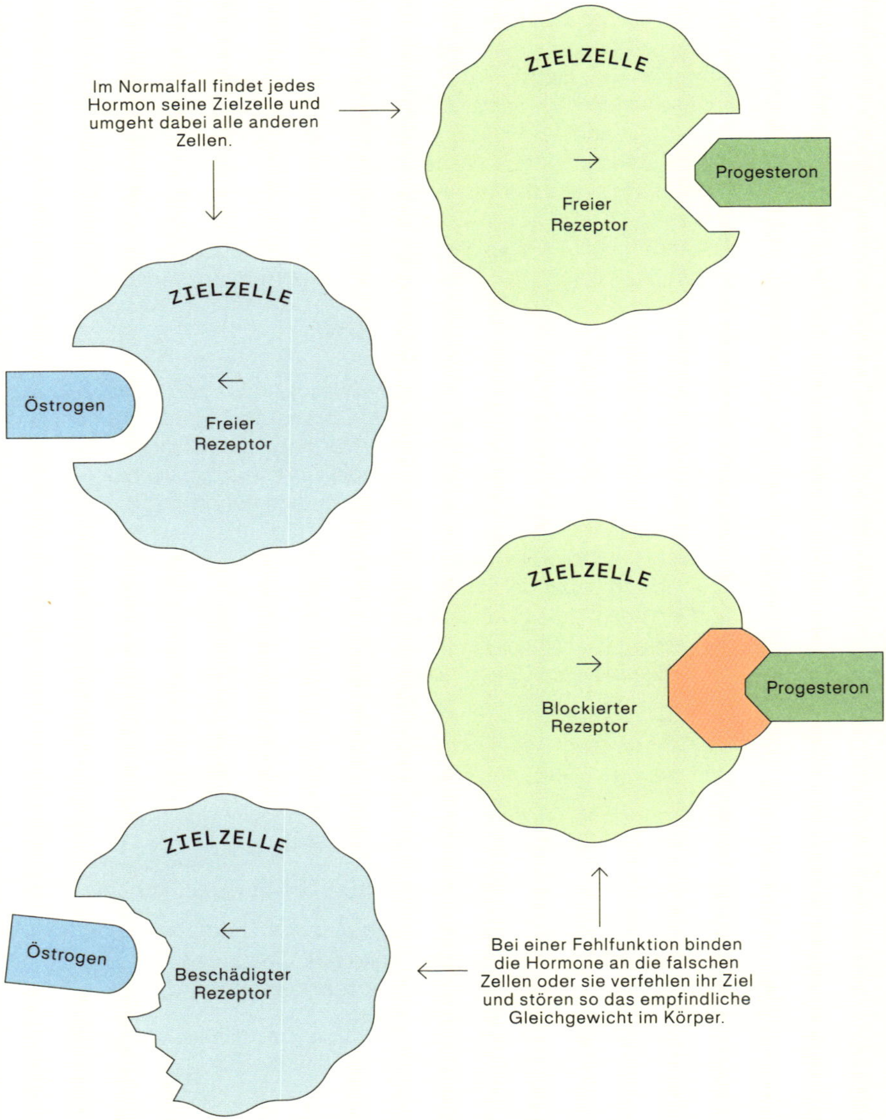

Der Tanz der Hormone

Die Welt der Hormone ist ein wenig inzestuös. Testosteron ist, wie wir bereits gelernt haben, ein Vorläuferhormon von Östrogen. Ein weiteres wichtiges Duo sind Serotonin und Melatonin. Serotonin, das »Glückshormon«, ist der Vorläufer des Schlafhormons Melatonin. Unser Körper ist unglaublich einfallsreich in seinen Prozessen – die Hormonsynthese macht da keine Ausnahme.

Wie im Abschnitt zur Hormonbildung auf S. 30 dargelegt, entstehen sowohl Progesteron als auch Cortisol aus Pregnenolon. Eine Theorie, die als »Cortisol-Steal« bekannt ist, verbindet hohen Stress mit einem niedrigen Progesteronspiegel und nimmt an, dass der Körper in Stresssituationen die Cortisolproduktion – Cortisol ist unser »Überlebenshormon« – gegenüber der Bildung von Progesteron und anderen Sexualhormonen priorisiert. Dies berücksichtigt jedoch nicht die große Vielfalt an Drüsen, Enzymen und Signalwegen, die an der Bildung von Sexualhormonen beteiligt sind – es gibt kein Pregnenolon-Depot in der Nebenniere, aus dem etwas »gestohlen« werden kann.

Als zirkulierendes Prohormon kann sich Testosteron bei Bedarf in Östrogen umwandeln. Es kann sich auch in eine potentere Version seiner selbst namens DHT (5-Alpha-Dihydrotesteron) umwandeln. Diese Umwandlung wird durch das Enzym 5-Alpha-Reduktase ausgelöst, dessen Aktivität durch Schlafmangel und Insulinresistenz erhöht werden kann. Studien haben gezeigt, dass die 5-Alpha-Reduktase-Aktivität bei Frauen mit PCOS erhöht ist, was den Zusammenhang mit Insulinresistenz unterstreicht.

Hormone weisen komplexe Interaktionsmuster auf, sie verwandeln sich ineinander und beeinflussen sich gegenseitig innerhalb eines komplexen Systems. Deshalb muss die Hormongesundheit immer ganzheitlich betrachtet werden.

ZUSAMMENFASSUNG

Eine Drüse schüttet ein Hormon aus, das zu seiner spezifischen Zielzelle gelangt und dort über Rezeptoren eine Botschaft übermittelt. Nachdem die Botschaft empfangen wurde und eine Veränderung eintritt, wird das Hormon vom Zielgewebe oder von der Leber abgebaut und anschließend entgiftet.

Wenn du mit einer hormonellen Umstellung, einem Lebensereignis oder einer endokrinen Störung konfrontiert bist, überlege, wie du deinen Bedürfnissen und Hormonen gerecht werden kannst. Mit der richtigen Ernährung und einer gesunden Lebensweise kannst du eine Umgebung schaffen, in der dein Körper alle vier Phasen der Hormonfunktion optimal durchlaufen kann.

Der Darm und die Hormone

Der Magen-Darm-Trakt beherbergt eine komplexe Lebensgemeinschaft von Billionen von Bakterien und Pilzen. In dieser Kolonie existiert ein Gensatz von schätzungsweise 3 Millionen Genen – satte 150-mal größer als der des menschlichen Genoms. Das sind rund 100 Billionen Mikroben, die bis zu 5000 verschiedene Arten repräsentieren und etwa 2 kg wiegen. Das ist mehr, als unser Gehirn wiegt. Es ist das größte Ökosystem im menschlichen Körper.

DAS DARMMIKROBIOM

Die Mikroben im Verdauungstrakt werden als Darmmikrobiom bezeichnet. Das Darmmikrobiom steht seit Jahrzehnten im Fokus medizinischer Wissenschaft. In den letzten Jahren wurden einige wirklich spannende Entdeckungen gemacht. Unser heutiges Wissen kratzt noch immer erst an der Oberfläche dieses Themas, doch dank stetiger Forschung zeichnen sich weitere faszinierende Erkenntnisse am Horizont ab.

Die Mikrobiom unterstützt die Verdauung, trägt zur Erhaltung der Schleimhautintegrität bei und beeinflusst über die Darm-Hirn-Achse die psychische Gesundheit. Studien belegen signifikante Zusammenhänge zwischen Darmgesundheit und kognitiver Funktion und legen nahe, dass die Zusammensetzung des Darmmikrobioms die kognitive Leistungsfähigkeit beeinflussen kann. Sie wirkt sich auch auf Entzündungen und den Stoffwechsel aus. Der Darm ist die erste Verteidigungslinie des Immunsystems und maßgeblich an der Hormongesundheit beteiligt.

Wie der Fingerabdruck ist auch die Zusammensetzung der Darmflora einzigartig. Die dort lebenden Bakterien und Pilze sind lebende Organismen, die von fast allem beeinflusst werden – von Ernährung, Medikamenten, Stress, Chemikalien – ganz zu schweigen vom hormonellen Umfeld. Das bedeutet aber auch, dass das Darmmikrobiom positiv beeinflusst werden kann.

VERDAUUNG: VOM MUND ZUM DARM

Die Verdauung ist ein komplexer Prozess, an dem Mund, Speiseröhre, Magen, Leber, Bauchspeicheldrüse, Gallenblase und Darm beteiligt sind. Sie alle arbeiten zusammen, um die Nahrung zu zerlegen, Nährstoffe aufzunehmen und Abfallstoffe auszuscheiden.

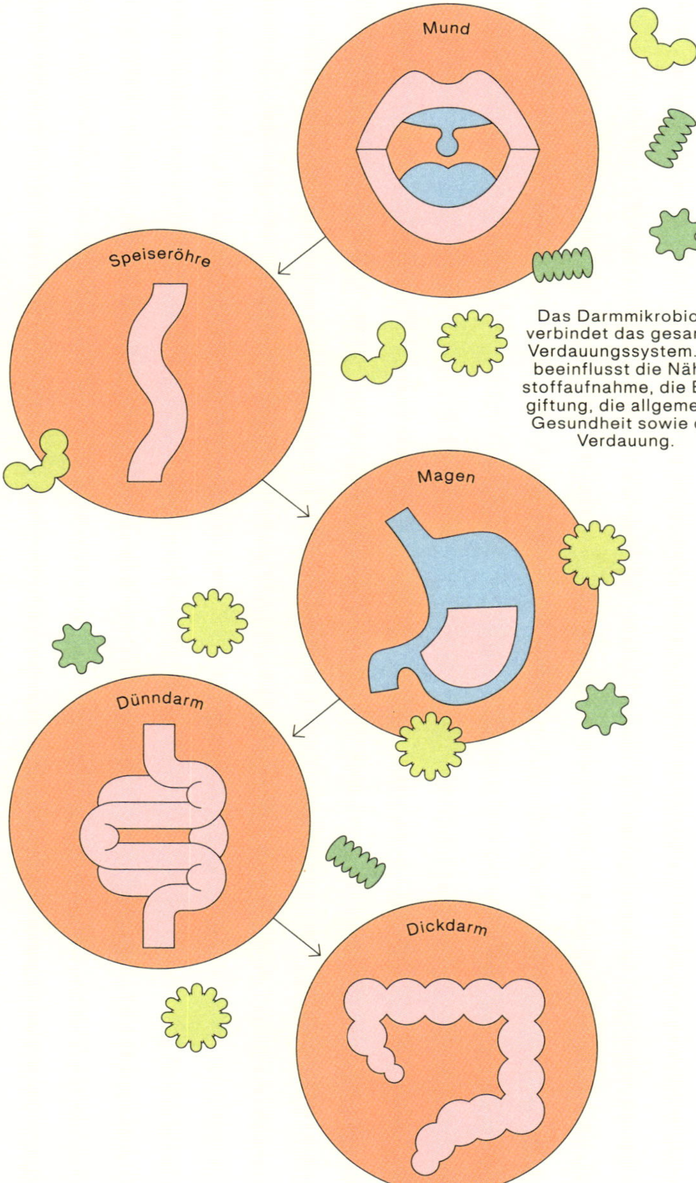

Das Darmmikrobiom verbindet das gesamte Verdauungssystem. Es beeinflusst die Nährstoffaufnahme, die Entgiftung, die allgemeine Gesundheit sowie die Verdauung.

WARUM IST DARMGESUNDHEIT SO WICHTIG?

Das Darmmikrobiom ist eine Gemeinschaft, die entweder gedeihen oder problematisch werden kann. Du kannst diese Gemeinschaft positiv beeinflussen, indem du die Vielfalt und gesunde Interaktionen aufrechterhältst. Vernachlässigt man dies, kann ein Dysbiose (Ungleichgewicht) eintreten – oder es entstehen sogar schädliche Mikroben. In Säule Drei (siehe S. 159) lernst du, wie du ein hervorragendes Darmmikrobiom aufbauen und erhalten und gleichzeitig deine Ernährung verbessern kannst.

Negative Veränderungen erkennt man im Labor oft daran, dass sich schädliche Bakterien oder Pilze ausbreiten und nur noch wenige Arten da sind, die gleichmäßig verteilt sind. Auch die Funktion des endokrinen Systems (siehe S. 80–83) kann beeinträchtigt sein, insbesondere Schritt Eins (Hormonsekretion) und Schritt Vier (Hormonentgiftung).

HORMONE UND DARM

Der Darm ist insbesondere am Östrogenstoffwechsel und an der Produktion anderer wichtiger Hormone wie Serotonin und Melatonin beteiligt. Unser Verständnis der genauen Mechanismen zwischen Hormonen und Darm ist noch unvollständig, aber wir wissen, dass der Darm eine zentrale Rolle bei der Regulierung des zirkulierenden Östrogenspiegels spielt. Dieses Gleichgewicht wird durch eine Bakteriengruppe, das sogenannte Östrobolom, beeinflusst.

Auch wenn weitere Forschung nötig ist, um die komplexe Beziehung zwischen Hormonen und Darm zu verstehen, ist gesichert, dass die Sexualhormone – Östrogen, Testosteron, Progesteron und Cortisol – und das Darmmikrobiom sich gegenseitig beeinflussen.

Neuere Studien haben gezeigt, dass Personen mit PCOS tendenziell eine deutlich geringere Vielfalt des Darmmikrobioms aufweisen als Personen ohne PCOS. Eine andere Studie identifizierte sechs Darmtypen sowie charakteristische Marker bei Personen mit PCOS, was ebenfalls auf einen starken Zusammenhang zwischen Hormonhaushalt und Darmgesundheit hindeutet.

ÖSTROBOLOM

Das Östrobolom reguliert den Östrogenspiegel, beeinflusst die Zirkulation des Östrogens und baut es zur Ausscheidung oder Reaktivierung im Körper ab.

DARM UND ALLGEMEINE GESUNDHEIT

Die Unterstützung eines vielfältigen Darmmikrobioms ist ein zentraler Bestandteil der allgemeinen Gesundheit. Ungleichgewichte im Darmmikrobiom können eine direkte Verbindung zu Stoffwechselerkrankungen, Krebs und Autoimmunerkrankungen haben. Kommen hormonelle Schwankungen oder Funktionsstörungen hinzu, werden sie zu einer Belastung für den Körper.

Forschungsergebnisse deuten darauf hin, dass der Rückgang der Sexualhormone während der Perimenopause und Menopause, insbesondere der Rückgang des Östradiols, mit einer verringerten Vielfalt des Darmmikrobioms und einem weniger aktiven Östrobolom einhergeht. Die Theorie besagt, dass weniger Östrogen sowohl eine geringere Darmvielfalt als auch ein inaktives Östrobolom bedeutet, was wiederum den Östrogenstoffwechsel negativ beeinflusst.

Darmstörungen und Östrobolomstörungen werden mit bestimmten östrogenabhängigen Erkrankungen, unter anderem Endometriose, in Verbindung gebracht. Sie werden auch mit der Entstehung und dem Fortschreiten hormonabhängiger Krebsarten wie Brustkrebs in Verbindung gebracht.

DAS ÖSTROBOLOM

Eine besondere Kolonie von Mikroorganismen im Mikrobiom ist das Östrobolom. Dabei handelt es sich um eine Ansammlung von Bakterien und genkodierenden Enzymen, die sowohl die Ausscheidung als auch den Kreislauf von Östrogenen beeinflussen. Wie das allgemeine Darmmikrobiom werden auch seine Zusammensetzung und Funktion von Faktoren wie Ernährung, Medikamenten und Lebensstil bestimmt und können sich auf Eisprung, Gewicht, Libido und Stimmung auswirken. Neuere Forschungsergebnisse deuten darauf hin, dass das Östrobolom einer Frau eine Schlüsselrolle bei einer Reihe von Hormonstörungen sowie bei Brust-, Gebärmutterschleimhaut- und Eierstockkrebs spielt.

ÖSTROGENABBAU

Das Östrobolom kann zusammen mit dem übrigen Mikrobiom den Östrogenspiegel beeinflussen, was sich wiederum auf Gewicht, Libido und Stimmung auswirkt. Unterstützen wir den Darm und das Östrobolom, nehmen wir damit auch Einfluss auf das vaginale Mikrobiom.

Das Östrobolom ist der Ort, an dem das Östrogen sich endgültig verabschiedet, nachdem es zur Entgiftung die Leber passiert hat (siehe S. 94–95), um durch den Darm ausgeschieden zu werden. Darm und Leber arbeiten Hand in Hand, um eine optimale Beseitigung des Östrogens zu gewährleisten. Ist eines der beiden Systeme beeinträchtigt, wird das Östrogen nicht optimal aus dem System entfernt.

Während der Entgiftung deaktiviert die Leber das Östrogen und verändert seine Struktur, sodass es stärker wasserlöslich ist und aus dem Körper ausgeschieden werden kann. Dieser Prozess heißt Konjugation und wird auf S. 96–97 ausführlicher behandelt.

Die Östrogenentgiftung wird stark von der Ernährung beeinflusst (siehe S. 164), da Darm und Leber diesen Prozess direkt steuern. Es ist wichtig, den Östrogenabbau zu unterstützen, da sonst das Risiko einer Östrogendominanz und sogar östrogendominanter Krebserkrankungen besteht.

WENN ÖSTROGEN REAKTIVIERT WIRD

Bei einer beeinträchtigten Östrobolomaktivität erhöht eine Darmdysbiose (Ungleichgewicht) den zirkulierenden Östrogenspiegel. Das Östrobolom kann Östrogen durch Dekonjugation (Prozess des Abbaus konjugierter Verbindungen) reaktivieren. Dies geschieht über bestimmte Bakterien und die Beta-Glucosidase-Aktivität, wodurch Östrogen wieder vom Körper aufgenommen wird und es zu einem Östrogenüberschuss kommen kann.

Das vaginale Mikrobiom

Während die meisten von uns mit dem Darmmikrobiom vertraut sind, wurde das vaginale Mikrobiom erst vor knapp einem Jahrzehnt entdeckt und ist Gegenstand laufender Forschung. Wir befinden uns also noch in der Anfangsphase und wissen vieles noch nicht, aber die Frage, wie wir das vaginale Mikrobiom beeinflussen und verbessern können, birgt großes Potenzial, wenn es um die gynäkologische und reproduktive Gesundheit geht.

EIN GESUNDES VAGINALES MIKROBIOM

Die meisten von uns wissen, dass eine vielfältige Darmflora wünschenswert ist. Für die Vagina gilt genau das Gegenteil. Eine gesunde Vaginalflora zeichnet sich durch eine geringe Diversität aus und wird hauptsächlich von einer Bakterienart namens Laktobazillen dominiert – denselben Bakterien, die auch in Kefir und Joghurt vorkommen. Diese Milchsäure produzierenden Bakterien gedeihen dank Östrogen, denn es fördert die Produktion von Glykogen, ihrer Hauptnahrungsquelle. Die Bakterien verhindern das Wachstum und die Ausbreitung schädlicher Krankheitserreger, dienen als Schutzbarriere und erhalten ein ausgewogenes Ökosystem. Eine Kolonie, die reich an Laktobazillen ist, fördert ein saures Milieu. Der ideale pH-Wert liegt zwischen 3,6 und 4,5.

Ein pH-Ungleichgewicht äußert sich in einer Störung der Laktobazillenkolonie. Ein Beispiel hierfür ist die bakterielle Vaginose, bei der das Vaginalmilieu alkalischer wird, wenn der Laktobazillenspiegel sinkt. Die Aufrechterhaltung eines vaginalen pH-Werts zwischen 3,5 und 4,5 ist eine wichtige Schutzbarriere gegen pathogene Mikroorganismen.

STÖRUNGEN DES VAGINALEN MIKROBIOMS

Die Zusammensetzung der Vaginalflora spielt eine wichtige Rolle für die vaginale, reproduktive und allgemeine Gesundheit. Ein Ungleichgewicht kann Entzündungen auslösen, die wiederum hormonelle Störungen verursachen können. Andersherum beeinträchtigen hormonelle Ungleichgewichte das vaginale Mikrobiom. Beispielsweise kann ein niedriger

Östrogenspiegel zu bakterieller Fehlbesiedelung im vaginalen Mikrobiom führen, wodurch Entzündungen ausgelöst werden, die wiederum Hormonstörungen verschlimmern können. Ein Ungleichgewicht der Vaginalflora wird außerdem mit Unfruchtbarkeit, erfolgloser Embryoimplantation, Frühgeburten, Endometriose, PCOS, wiederkehrenden Harnwegsinfekten, Soor (Hefeinfektionen), bakterieller Vaginose, vulvovaginalem Juckreiz, Scheidentrockenheit und Schmerzen beim Geschlechtsverkehr in Verbindung gebracht. Es kann auch das Risiko erhöhen, sich mit sexuell übertragbaren Krankheiten anzustecken.

Ein unausgeglichenes vaginales Mikrobiom in der Frühschwangerschaft, insbesondere hohe Werte von *Gardnerella vaginalis*, wird mit dem erhöhten Risiko einer Fehlgeburt in Verbindung gebracht. Studien zeigen auch, dass wiederholte Fehlgeburten oft mit Infektionen wie bakterieller Vaginose, Pilzvaginose, Streptokokken der Gruppe B oder Mykoplasmeninfektionen einhergehen.

Ein niedriger Östrogenspiegel (zum Beispiel durch Perimenopause, Menopause, PCOS, Stillen, orale Kontrazeptiva) kann zu einer vaginalen Dysbiose führen. Ein hoher Östrogenspiegel (zum Beispiel durch Endometriose, orale Kontrazeptiva oder Hormonersatztherapie) kann das Mikrobiom zwar schützen, aber das Risiko einer Pilzinfektion erhöhen.

HORMONE UND VAGINALES MIKROBIOM

Das vaginale Mikrobiom und die Hormone beeinflussen sich gegenseitig. Die Zusammensetzung des vaginalen Mikrobioms schwankt in jeder Phase des Menstruationszyklus leicht. Ein gesunder Östrogenspiegel unterstützt eine gesunde Zusammensetzung der Vaginalflora. Ein ausgeglichenes vaginales Mikrobiom kann Entzündungen vorbeugen, indem es vor bakterieller Überwucherung und potenziell schädlichen Mikroben wie Streptokokken B schützt.

Das vaginale Mikrobiom schwankt auch während der Schwangerschaft. Der östrogenbedingte Anstieg des Glykogens begünstigt das Wachstum von Laktobazillen, die wiederum das saure Milieu der Vagina stabilisieren. Dieses saure Umfeld wird durch Laktobazillen nicht nur aufrechterhalten, sondern fördert auch deren Wachstum.

Die Leber und Hormone

Die Leber, sozusagen das biochemische Labor des Körpers, spielt eine wichtige Rolle für die endokrine Funktion. Aktuelle Forschungen belegen, dass die Leber ein Schlüsselorgan für die Regulierung des Stoffwechsels ist.

Trotz der Versprechen mancher Saftkuren, Nahrungsergänzungsmittel und Detox-Tees kann nichts den Körper entgiften, außer den eigenen Organen. Hilfsmittel können den Entgiftungsprozess lediglich unterstützen.

DIE AUFGABEN DER LEBER

Die Leber erfüllt viele Funktionen im Körper (siehe gegenüber), von denen einige entscheidend für die Produktion und Regulierung von Hormonen sind. Sie ist halb endokrine Drüse, halb exokrine Drüse (zum endokrinen System siehe S. 80) und leistet Schwerarbeit.

Was die Hormone betrifft, so fungiert die Leber als Labor des Körpers und produziert (unter anderem) den Großteil des benötigten Cholesterins. Da Cholesterin die Grundlage für die Produktion vieler Hormone ist (siehe S. 30), ist es für eine optimale Hormonfunktion unerlässlich, dieses Organ in Topform zu erhalten. Die Leber reguliert außerdem die Sexualhormone, indem sie diese verstoffwechselt und ein Transportsystem bereitstellt (wie die Sexualhormon-bindenden Globuline, siehe S. 82).

ENDOKRINE UND EXOKRINE DRÜSEN

Eine endokrine Drüse produziert Hormone, die ins Blut abgegeben werden. Eine exokrine Drüse produziert und gibt Substanzen über Kanäle oder Öffnungen ab – wie Verdauungssäfte, Schweiß, Tränen, Speichel und Milch.

Zusammen mit dem Darm ist die Leber auch für die Entgiftung und Ausscheidung nicht mehr benötigter Hormone wie Testosteron, Cortisol, Progesteron und Östrogen verantwortlich – ein Vorgang, der stark von der Ernährung beeinflusst wird (siehe S. 164). Besonders wichtig ist es, die Östrogenentgiftung zu unterstützen, da sonst das Risiko einer Östrogendominanz und sogar einer östrogendominanten Krebserkrankung besteht.

Damit die Leber Hormone entgiften kann, muss sie deren Struktur verändern. Erst dann können sie von der Leber ausgeschieden werden, allerdings besteht während dieses dreiphasigen Prozesses die Gefahr von Toxizität.

HORMONELLE LEBERFUNKTIONEN:

- Cholesterinsynthese
- Hormonentgiftung und -beseitigung
- Hormonstoffwechsel, einschließlich der Schilddrüsenhormone
- Hormonproduktion, wie bei Vitamin D und IGF-1 (Insulinähnlicher Wachstumsfaktor 1)
- Netzwerk für Sexual- und Steroidhormone
- Synthese und Regulierung von Blutproteinen, einschließlich Transport

NICHT-HORMONELLE LEBERFUNKTIONEN:

- Gallensekretion zur Unterstützung der Fettverdauung
- Fettbildung, einschließlich der Synthese von Triglyceriden (und Cholesterin)
- Glukoseproduktion
- Speicherung und Verstoffwechselung von Nährstoffen, Vitaminen und Mikronährstoffen
- Synthese und Speicherung von Glykogen

DIE DREI PHASEN DER ÖSTROGENENTGIFTUNG

Die Sexualhormone sind fettbasiert (lipophil) und müssen daher in eine wasserlösliche Form umgewandelt werden, um über Urin und Stuhl ausgeschieden zu werden. Dies nennt man die Biotransformation einer lipophilen Verbindung in eine wasserlösliche Verbindung. In der Leber erfolgt diese Biotransformation in drei Phasen:

PHASE I

In der ersten Phase wandelt die Leber Östrogen mithilfe der CYP-Enzymfamilie in Metabolite um. Dies geschieht auf drei Wegen – wir konzentrieren uns hier auf Weg 2, der CYP1A1 nutzt und optimal ist. Denn während bei den anderen Östrogen in potenziell toxische Zwischenprodukte umgewandelt wird, erzeugt Weg 2 den stabilsten Metaboliten 2-OH. Dieser Metabolit stimuliert das Zellwachstum nicht und kann die Wirkung stärkerer Östrogene blockieren (die andernfalls zu Hormonstörungen führen könnten).

Um diesen Stoffwechselweg zu fördern, sollte die Verfügbarkeit des Enzyms CYP1A1 erhöht werden. Natürliche Induktoren dieses Enzyms finden sich in Gemüsearten aus der Familie der Kreuzblütler, zum Beispiel in Brokkoli, Rosenkohl und Weißkohl. Phase I kann durch Alkohol, übermäßigen Koffeinkonsum, Rauchen, Vaping oder endokrin wirksame Chemikalien beeinträchtigt werden.

PHASE II

Nachdem Östrogen eine -OH-Gruppe erhalten hat (Hydroxylierung), erhöht eine zusätzliche konjugierende Substanz die Wasserlöslichkeit. Der Körper bereitet schädliche Nebenprodukte aus Phase I für den sicheren Abbau vor, wodurch die Östrogenmetaboliten weniger bioaktiv werden. Dies geschieht auf sechs Wegen.

PHASE III

Schließlich werden die Östrogenmetaboliten (zusammen mit anderen Toxinen und Hormonen) für die Ausscheidung vorbereitet. Wenn dieser Biotransformationsprozess aus dem Rhythmus gerät, kann es zu einem Hormonstau kommen.

Phase I, II und III müssen synchron ablaufen, wie an einem Fließband. Läuft Phase I schneller ab als Phase II, kann dies zu einer Ansammlung von Nebenprodukten führen, vergleichbar mit einer überlaufenden Badewanne. Wenn Phase III zu langsam abläuft, können sich Hormone ansammeln und im Körper zirkulieren, was möglicherweise zu einem hormonellen Ungleichgewicht führt. Zu viel Östrogen kann sich in der Leber ansammeln, austreten und wieder in den Körper gelangen. Dies kann zu Schäden an Zellproteinen, RNA und DNA führen und das Risiko eines Östrogenüberschusses erhöhen.

Das wichtigste Ziel ist, Phase I und Phase II zu synchronisieren und zu stabilisieren. Vieles hängt von der richtigen Ernährung ab, wie sie in den Säulen Eins bis Drei der Positiven Methode beschrieben wird. Für einen gezielteren Ansatz zur Stabilisierung gibt es jedoch bestimmte Mikronährstoffe, die du bei deinen Mahlzeiten berücksichtigen solltest.

WAS HILFT, PHASE I STABIL ZU HALTEN?

- Antioxidantien (z. B. Cystein, Glycin, Glutamin)
- Zink
- Magnesium
- B-Vitamine

WAS HILFT, PHASE II STABIL ZU HALTEN?

- Kreuzblütlergemüse (z. B. Brokkoli, Blumenkohl, Kohl, Sprossen)
- Antioxidantien (z. B. Cystein, Glycin, Glutamin)
- Curcumin (in Kurkuma enthalten)
- Grüner Tee
- Magnesium
- Vitamin A
- Cholin

ÖSTROGEN UND VERSTOPFUNG

Du sorgst für eine stabile Phase III, indem du regelmäßigen Stuhlgang mit ballaststoffreichen Lebensmitteln unterstützt. Top-Tipp: Wenn du unter unregelmäßigem Stuhlgang leidest, versuche, täglich zwei Kiwis mit Schale zu essen.

ENTGIFTUNG UND LEBERERKRANKUNGEN

Mit einer zunehmenden Zahl nichtalkoholischer Fettlebererkrankungen verschlechtert sich die Lebergesundheit weltweit. Dieser Anstieg geht einher mit steigenden Fettleibigkeits- und Diabetesraten in Ländern, die hochverarbeitete Lebensmittel konsumieren. Derartige Lebensmittel stehen im Zusammenhang mit einem höheren Insulinspiegel, der die Leber zur Fettspeicherung anregt.

Diese Tatsache ist besorgniserregend, da die Leber die letzte Station in der Hormonentgiftung ist. Wird der Vorgang gestört, kann dies schwerwiegende Folgen haben. Deshalb ist es so wichtig, von Anfang an Maßnahmen zur Reduzierung der toxischen Leberbelastung zu ergreifen.

Wenn die Leber mit der Verarbeitung und Entgiftung von Giftstoffen und endokrin wirksamen Chemikalien beschäftigt ist, wird sie dem Vorrang vor der Hormonentgiftung und -beseitigung einräumen. Dann kann es passieren, dass sie Hormone nicht optimal reguliert und ausscheidet, was zu einem hormonellen Ungleichgewicht führen kann.

Während des Entgiftungsprozesses entstehen als Nebenprodukt freie Radikale. Deshalb ist es wichtig, eine bunte Vielfalt an gesunden Lebensmitteln zu essen, damit die darin enthaltenen Antioxidantien helfen, freie Radikale zu bekämpfen. Wir werden das in Säule Zwei (siehe S. 137) näher erläutern.

Drei Gefahren für die hormonelle Gesundheit

Hormonelle Ungleichgewichte entstehen durch genetische und umweltbedingte Faktoren. Insulinresistenz, Stress und Entzündungen spielen eine entscheidende Rolle, ebenso wie Darmstörungen, Nährstoffmangel, ein instabiler zirkadianer Rhythmus und die Belastung mit endokrinen Disruptoren (siehe S. 109). Die gute Nachricht ist, dass wir mit der richtigen Anleitung bessere Entscheidungen treffen können, selbst wenn nicht alle Faktoren kontrollierbar sind.

DIE DREI GEFAHREN

Es gibt drei Hauptfaktoren, die die vier Phasen der Hormonfunktion negativ beeinflussen können: Insulinresistenz, Stress und chronische Entzündungen. Mithilfe der sechs Säulen der Positiven Methode (siehe S. 118) lernst du, diese Faktoren zu kontrollieren. Die Positive Methode basiert auf der Verbesserung der Insulinempfindlichkeit, der Reduzierung von Entzündungen und der Unterstützung eines gesunden Cortisolspiegels.

GEFAHR NR. 1: INSULINRESISTENZ

Insulinresistenz entsteht, wenn der Körper beginnt, sich der Unterstützung durch das Insulin zu widersetzen. Nach Jahren chronischen und kontinuierlichen Insulinbedarfs, sei es zum Abbau von Zuckerüberschüssen oder zur Fettspeicherung, wird für dieselbe Aufgabe immer mehr Insulin benötigt.

SO KOMMT ES ZUR INSULINRESISTENZ

Je stärker du dich auf Insulin verlässt, um überschüssige Glukose abzubauen, desto unempfindlicher reagieren die Zellen auf das Insulin und es wird immer mehr Insulin benötigt, um einen Effekt zu erzielen. Irgendwann kann die Bauchspeicheldrüse möglicherweise nicht mehr genug Insulin produzieren und du musst Insulin spritzen, um den Blutzuckerspiegel im Zaum zu halten.

INSULINRESISTENZ, DIABETES UND GESUNDHEIT

Die medizinische Definition von Typ-2-Diabetes (T2DM) ist eine beeinträchtigte biologische Reaktion auf Insulinstimulation. Der Lebensstil spielt dabei eine wichtige Rolle, obwohl manche Menschen durch genetische Veranlagung einem höheren Risiko ausgesetzt sind. Auch die Lebensphase kann ein wichtiger Faktor sein (siehe gegenüber).

Eine Insulinresistenz führt nicht nur dazu, dass der Körper mit Glukose nicht gut umgehen kann; sie beeinflusst auch viele Hormonwege negativ und treibt den Körper in den Fettspeichermodus. Was du isst, ob du dich genug bewegst und welche Umgebung du dir schaffst, kann Insulin dabei unterstützen, seine Arbeit zu leisten.

INSULINRESISTENZ UND SEXUALHORMONE

Insulinresistenz kann sich negativ auf den Spiegel des Sexualhormon-bindenden Globulins (SHBG) auswirken. Das kann den Transport der Sexualhormone beeinträchtigen und zu Problemen wie einem Testosteronüberschuss führen.

Überschüssige Androgene wie Testosteron können den Östrogenspiegel stören, indem sie die Östrogenwirkung an den Rezeptoren beeinträchtigen oder blockieren. Testosteron kann auch die Produktion von Östradiol, einer wichtigen Form von Östrogen, behindern, indem es Aktivität oder Verfügbarkeit des Enzyms Aromatase beeinflusst, sodass nicht mehr genug Testosteron in Östrogen umgewandelt wird.

Der Körper verfügt über zwei Arten von Östrogenrezeptoren: ERα und ERβ. Diese Rezeptoren regulieren wichtige Funktionen in verschiedenen Systemen, darunter das Fortpflanzungs-, Skelett-, Herz-Kreislauf- und Zentralnervensystem, aber auch Gewebe wie Brüste und Eierstöcke. Auf diese Weise übermittelt Östradiol Botschaften im gesamten Körper und beeinflusst so Physiologie und Verhalten.

INSULINRESISTENZ UND MENOPAUSE

Mit zunehmendem Alter steigt das Risiko einer Insulinresistenz aufgrund des Abfalls des Sexualhormons Östradiol. Eine anhaltende Insulinresistenz kann den Östrogenspiegel zusätzlich senken. Die Insulinempfindlichkeit ist ein wesentlicher Bestandteil der Hormongesundheit.

Mit dem Risiko einer Insulinresistenz steigt auch das Risiko für Typ-2-Diabetes. Eine Studie untersuchte bei postmenopausalen Frauen den Einfluss des Menopausenalters auf das Typ-2-Diabetes-Risiko. Sie fand heraus, dass eine frühe Menopause mit einem höheren Risiko für Typ-2-Diabetes verbunden ist. Eine weitere Studie ergab, dass Frauen vor der Menopause eine erhöhte Insulinempfindlichkeit und eine geringere Inzidenz von Typ-2-Diabetes im Vergleich zu gleichaltrigen Männern aufweisen. Bei gestörten Blutzuckerwerten verschwindet dieser weibliche Vorteil jedoch nach den Wechseljahren, was teilweise auf einen Rückgang des zirkulierenden Östradiols zurückzuführen ist. Es geht also nicht nur um Hormone – es geht auch um Longevity.

PROBLEME IM ZUSAMMENHANG MIT INSULINRESISTENZ:

Metabolisches Syndrom, eine Reihe von Erkrankungen, die gemeinsam auftreten und das Risiko für Herzerkrankungen, Schlaganfall und Typ-2-Diabetes erhöhen

Prädiabetes oder Typ-2-Diabetes, Erkrankungen, die den Blutzuckerspiegel beeinflussen

Nichtalkoholische Fettlebererkrankung (NAFLD), Erkrankung, bei der sich Fett in der Leber ansammelt

Polyzystisches Ovarialsyndrom (PCOS) als Folge der Fähigkeit der Insulinresistenz, den Androgenspiegel zu erhöhen

Fettleibigkeit

erhöhtes LDL-Cholesterin und erhöhte Triglyceride

Mikrovaskuläre Erkrankungen (Retinopathie, Neuropathie oder Nephropathie), Erkrankungen, die die kleinen Blutgefäße im Herzen, Gehirn oder in anderen Organen betreffen

Makrovaskuläre Erkrankungen (Schlaganfall, periphere arterielle Verschlusskrankheit, koronare Herzkrankheit), Erkrankungen, die die großen Blutgefäße des Körpers betreffen, wie die Koronararterien, die Aorta und die Arterien im Gehirn und in den Gliedmaßen

Bluthochdruck

INSULIN UND ÖSTROGENMANGEL

Ein hoher Insulinspiegel geht mit einem hohen Testosteronspiegel und einer beeinträchtigten Östrogensignalübertragung und Östrogenproduktion einher.

Bei einem hohen Testosteronspiegel werden die Zielrezeptoren blind für Östrogen und das Hormon kann seine Botschaft nicht übermitteln. Warum ist das ein Problem? Bei einem Mangel an Östradiol können die zahlreichen Östrogenzellrezeptoren – vom Gehirn bis zu den Brüsten, Vagina, Haut, Leber und Immunzellen – nicht mehr optimal funktionieren. Wenn das Gehirn kein Östrogen mehr hat, funktioniert das gesamte Organsystem nicht mehr richtig.

ERHÖHTES INSULIN UND ÖSTROGEN

Leider kann es passieren, dass der Körper daraufhin noch mehr Testosteron ausschüttet, weil er bemerkt, dass zu wenig Östrogen im Kreislauf ist. Denn wie wir wissen, wird Östrogen aus Testosteron gebildet. So entsteht ein Teufelskreis. Östrogen wird indirekt durch Insulinresistenz beeinflusst, da diese zu einem Anstieg des Testosteronspiegels führt. Das ist besonders problematisch, weil Östrogen die Insulinempfindlichkeit fördert, indem es den Zellen hilft, Insulin besser zu erkennen und zu verarbeiten.

INSULINRESISTENZ UND HORMONELLE STÖRUNGEN

Insulinresistenz ist ein wichtiger Faktor bei endokrinen Erkrankungen wie PCOS, die durch einen Überschuss an Androgenen verursacht werden.

Insulin kann die Androgenproduktion der Eierstöcke bei gesunden Frauen und Frauen mit PCOS stimulieren. Insulinresistenz spielt eine komplexe, aber unbestreitbare Rolle beim Transport der Sexualhormone, da sie Sexualhormonbindende Globuline (SHBG) beeinflussen kann. Mitte der 1990er-Jahre von der Endocrine Society durchgeführte Studien zeigten, dass Insulinspiegel die zirkulierenden SHBG senken können. Dies führt zu einem längeren Verbleib der freien Sexualhormone im Blutkreislauf, da die SHBG die Hormone nicht effizient zu den Zielzellen transportieren können. So kann ein Überschuss an freiem Testosteron entstehen, der sich auf verschiedene Weise manifestieren kann.

TEST AUF INSULINRESISTENZ

Wie erkennt man eine Insulinresistenz? Die Diagnose kann schwierig sein. Deshalb ist es so wichtig, auf den eigenen Körper zu hören und bestehende Risikofaktoren (Alter oder familiäre Vorbelastung mit Diabetes oder Insulinresistenz) zu berücksichtigen. Eine Insulinresistenz wird durch Tests wie den Nüchternblutzuckertest (FPG), den HbA1C-Test oder den oralen Glukosetoleranztest diagnostiziert. Ein HbA1c-Test erfasst den durchschnittlichen Blutzuckerspiegel über drei Monate. Da er jedoch nicht sehr sensitiv ist, kann Prädiabetes übersehen werden. Sowohl der Nüchternblutzuckertest als auch der orale Glukosetoleranztest liefern einen Zeitstempel über die Zuckermenge im Blut zum Testzeitpunkt. Beispiele für zeitspezifische Messwerte sind:

HbA1C – 5,7 bis 6,4 % Blutzucker
Nüchternblutzucker – 100 bis 125 mg/dl

Insulinempfindlichkeit und Insulinresistenz sind breit gefächert. So wie es unterschiedliche Fitness- und Kraftniveaus gibt, variiert auch die Effektivität des Glukosemanagements. Eine Insulinresistenz entwickelt sich schleichend. Eine Verschlechterung des Glukosemanagements ist in Bluttests nicht immer sofort erkennbar, sodass eine Grauzone entsteht, in der Probleme unentdeckt bleiben können.

KÖRPERLICHE ANZEICHEN, DIE AUF EINE INSULINRESISTENZ HINWEISEN KÖNNEN:

- Acanthosis nigricans – dunkle, dicke, samtige Haut um den Hals, die Achselhöhlen oder die Leistengegend, häufig bei Personen mit PCOS
- Hautflecken
- Ein Taillen-Körpergröße-Verhältnis von über 0,5

WEITERE SYMPTOME, AUF DIE ICH IN DER PRAXIS ACHTE:

- Heißhunger auf Süßes, insbesondere um 11, 15 und 21 Uhr
- Heißhunger auf raffinierte Kohlenhydrate
- Wenig Energie
- Brain Fog
- Mittagsmüdigkeit oder nach dem Essen
- Hunger kurz nach dem Essen
- Reizbarkeit
- Kopfschmerzen

INSULINRESISTENZ UND ENTZÜNDUNGEN

Letztendlich führt Insulinresistenz zu Entzündungen. Entzündungen sind ein intelligentes Abwehrsystem, das potenzielle Gefahren für das Immunsystem erkennt und schädliche Reize im Körper eliminiert. Dies geschieht, damit der Körper regenerieren und heilen kann. Sie sind ein zentraler Bestandteil des Immunsystems. Übermäßige Belastungen können jedoch gesundheitsschädlich sein, das gilt auch für chronische Entzündungen.

Insulinresistenz und Entzündungen stehen in einer wechselseitigen Beziehung, die zu einem Teufelskreis werden kann: Insulinresistenz kann zu verstärkten Entzündungen führen, und verstärkte Entzündungen können zu verstärkter Insulinresistenz führen. Diese Dynamik macht den Umgang mit Insulinresistenz schwierig und kann ein feindliches Umfeld für die Hormone und die Gesundheit schaffen.

GEFAHR NR. 2: STRESS

Wie wir bereits erfahren haben (siehe S. 56–63), können Angst oder Stress erhöhte Cortisol- und Adrenalinspiegel auslösen, die Teil unserer Kampf-oder-Flucht-Reaktion sind. In diesem nervösen Zustand schränkt der Körper alle nicht lebenswichtigen Funktionen ein, von der Fortpflanzung bis zur Verdauung. Der Körper ist auf Überleben programmiert, und dieser grundlegende biologische Antrieb überlagert alles andere. Problematisch wird es, wenn der Körper ständig und chronisch durch diesen Überlebenstrieb belastet wird.

DAUERSTRESS

Viele Menschen leiden heute aufgrund der Vielzahl an Reizen, denen wir ausgesetzt sind, unter chronischem Stress. Jeder physische oder psychische Reiz, ob real oder eingebildet, kann die Homöostase stören und eine Stressreaktion auslösen. Und je weniger wir in der Lage sind, abzuschalten, desto länger wird diese Liste.

Stress ist eine der größten Herausforderungen, mit denen ich in meiner Praxis konfrontiert bin. Mit den richtigen Methoden lässt er sich jedoch bewältigen – mit lebensverändernden positiven Ergebnissen.

ANZEICHEN FÜR HOHES CORTISOL:

- Angst
- Schlafstörungen
- Depression
- Erhöhte Androgene
- Haarausfall
- Reizbarkeit
- Niedriger Progesteronspiegel
- Vergesslichkeit
- Wiederkehrende Krankheiten
- Hartnäckiges Bauchfett
- Schilddrüsenfunktionsstörung

STRESS UND ERNÄHRUNG

Studien haben gezeigt, dass Stress unser Essverhalten beeinflusst. Andersherum kann unsere Ernährung den Cortisolspiegel erhöhen – Koffein, Alkohol, gesättigte Fettsäuren, Zucker und hochverarbeitete Lebensmittel spielen dabei eine Rolle. Dies führt zu einem Teufelskreis: Hoher Cortisolspiegel führt zu ungünstiger Lebensmittelauswahl, eine ungünstige Lebensmittelauswahl zu hohem Cortisolspiegel. Studien haben ergeben, dass Fettleibigkeit teilweise durch chronischen Stress verursacht wird, da ein erhöhter Cortisolspiegel den Wunsch nach fettreichen, energiereichen Lebensmitteln fördern kann. Der negative Einfluss von Cortisol auf die Nahrungsaufnahme kann zu Nährstoffmangel und Entzündungen führen – ein problematisches Umfeld für Hormone.

DAS SYMPATHISCHE NERVENSYSTEM (SNS)

Das sympathische Nervensystem (SNS) steuert die Kampf-oder-Flucht-Reaktion, die bei Stress, Gefahr oder körperlicher Aktivität aktiviert wird. Es erhöht Herzfrequenz, Blutdruck und Schweißproduktion und verlangsamt gleichzeitig die Verdauung.

Das parasympathische Nervensystem (PNS) beruhigt den Körper nach Stress, verlangsamt die Herzfrequenz und regt die Verdauung wieder an, sodass nach der SNS-Reaktion das Gleichgewicht wiederhergestellt wird.

STRESS ENTGEGENWIRKEN

Bei dauerhaft hohem Stress kann Cortisol das endokrine System übersteuern. Konkret kann das zu Symptomen wie Gewichtszunahme, Gesichtsschwellungen, Schlafstörungen, morgendlichem Appetitmangel, Reizbarkeit und Veränderungen des Sexualtriebs führen – klare Anzeichen dafür, dass der Körper aus dem Gleichgewicht geraten ist. Obwohl Cortisol uns eigentlich helfen soll, kann seine Wirkung, wenn es erhöht ist, ins Negative umschlagen und letztendlich die Insulinresistenz verstärken.

Es kommt darauf an, die »Sichtweise« des Nervensystems zu ändern; der Körper muss wissen, dass er nicht in Gefahr ist. Nimm dir täglich Zeit, im Hier und Jetzt zu sein. Aktivitäten wie Entschleunigung, der Wechsel zwischen hochintensiven Work-outs und Yoga, Atemübungen und Zeit im Freien können helfen, das Nervensystem zu beruhigen. Wir werden das in Säule Fünf (siehe S. 184) näher erläutern.

STRESS, CORTISOL UND INSULIN

Cortisol kann auch Insulinresistenz fördern, indem es Energie bereitstellt – eine natürliche Reaktion des Körpers auf Gefahr, die uns heutzutage nur noch wenig nutzt. Wenn der Körper sein Überleben sichern muss, sorgt Cortisol über zwei unterschiedliche Mechanismen dafür, dass jedes energiereiche Substrat wie Glukose sofort verfügbar ist. Cortisol blockiert die Energiespeicherung in Muskeln, Leber und Fettgewebe, indem es die Insulinproduktion beeinflusst – es verstärkt damit den Mechanismus der Insulinresistenz, der die Speicherung von Glukose als Energie verhindert. Und Cortisol trägt zur Energiegewinnung bei: Während die Stresshormone freigesetzt werden, produziert die Leber mehr Glukose.

Insulin funktioniert wie ein Schlüssel, der ein Schloss aufschließt: Es ermöglicht den Zellen, Glukose aus dem Blutkreislauf aufzunehmen und zu speichern. Erhöhte Cortisolspiegel blockieren das System und erhöhen damit den Insulinbedarf zur Regulierung des Blutzuckers. Sie setzen den Körper unter Druck, mehr Insulin zu produzieren, und können so eine Insulinresistenz fördern.

GEFAHR NR. 3: ENTZÜNDUNGEN DURCH ERNÄHRUNG

Bei einem hohen Cortisolspiegel kommt es zu Entzündungen. Wie wir bereits wissen, treten auch bei Insulinresistenz Entzündungen auf. Ein Überschuss an Androgenen wird mit chronischen Entzündungen in Verbindung gebracht, ebenso wie eine Ernährung mit einem hohen Anteil an hochverarbeiteten Lebensmitteln. Entzündungen hängen mit einem Überschuss an Körperfett zusammen, denn Fettzellen fungieren als endokrines Organ und produzieren sowohl Hormone als auch entzündungsfördernde Zytokine (siehe S. 108).

Entzündungen haben eine Vielzahl von Ursachen, und wenn sie chronisch auftreten, können sie nicht nur den Hormonhaushalt, sondern auch die allgemeine Gesundheit beeinträchtigen. Sie äußern sich in Schmerzen und Immunschwächen und können gesunde Zellen, Gewebe und Organe schädigen.

Entzündungen können die Darmschleimhaut schädigen, und das Darmmikrobiom spielt eine zentrale Rolle bei der Regulierung der Hormone. Mehr dazu in Säule Zwei (siehe S. 137). Entzündungen können akut oder chronisch sein. Wir beschäftigen uns hier mit Letzterem: mit Entzündungsreaktionen, die sich langsam und schleichend entwickeln und über einen langen Zeitraum konstant anhalten.

ZYTOKINE

Zytokine sind kleine Proteine, die als Botenstoffe für das Immunsystem fungieren und es vor Bedrohungen wie Krankheitserregern und Antigenen warnen. Wie ein Abwehrteam koordinieren sie die Immunzellreaktionen auf Infektionen und regulieren das Wachstum und die Aktivität von Immun- und Blutzellen. Sie spielen eine Schlüsselrolle bei akuten und chronischen Entzündungen.

TEST AUF ENTZÜNDUNGEN

Bei einer Blutuntersuchung auf Entzündungen wird normalerweise auf erhöhte Serumwerte des C-reaktiven Proteins (CRP) geachtet. Dieses Protein wird von der Leber gebildet, als Reaktion auf die Freisetzung von Interleukin-6 (IL-6), einem Zytokin, das zur Förderung einer Entzündung ausgeschüttet wird. Das Vorhandensein dieses Proteins kann ein guter Marker für chronische Entzündungen sein – das ist aber nicht immer der Fall. Menschen können durchaus an einer chronischen Entzündung leiden, auch wenn dieser Marker nicht deutlich erhöht ist.

Ich habe das selbst so erlebt. Obwohl ich Endometriose im vierten Stadium hatte, wies mein Blut keine erhöhten C-reaktiven Proteinwerte auf, woraufhin mir mehrfach rückgemeldet wurde, das schließe eine Endometriose aus. Was für ein Irrtum. Wenn es jemals eine Erkrankung gab, die mit Entzündungen zusammenhängt, dann ist es Endometriose! Als Hauptursache für endokrine Erkrankungen werden in der Literatur häufig chronische Entzündungen genannt. Es ist jedoch erforderlich, dass wir diese Mechanismen noch besser verstehen lernen. Der Entzündungsmechanismus bei Endometriose und PCOS ist noch weitgehend unerforscht, aber wir wissen, dass es einen Zusammenhang gibt.

Vier häufige Ursachen von Hormonstörungen

Wir haben nun einige wichtige Hormone, Körpersysteme und die größten Gefahren für die Hormongesundheit kennengelernt. Bevor wir uns mit der Positiven Methode befassen und Schritte zur Normalisierung unseres Hormonhaushalts unternehmen, lohnt es sich, einen Blick auf vier Faktoren zu werfen, die zu erheblichen Störungen führen können:

KUNSTSTOFFE
PESTIZIDE
ALLTAGSPRODUKTE
MITMENSCHEN

Giftstoffe sind heutzutage allgegenwärtig, sei es in der Kosmetiktasche oder im Putzmittelschrank. Vermutlich hast du einen ganzen Cocktail hormonstörender Chemikalien zu Hause.

In Kapitel 1 wurde beschrieben, welche Veränderungen Umwelteinflüsse wie Chemikalien, Kunststoffe und der moderne Lebensstil im Laufe der Jahre für das Hormonsystem gebracht haben. Diese Zusammenhänge zu verstehen, hilft uns zu erkennen, welche Schritte notwendig sind, um die Belastung mit endokrin wirksamen Chemikalien zu reduzieren.

ENDOKRINE DISRUPTOREN

Der Begriff »endokrine Disruptoren« bezeichnet chemische Verbindungen, die das endokrine System erheblich beeinträchtigen können (siehe S. 80–83). Sie tun dies, indem sie die Hormonproduktion beeinflussen, die Signalübertragung stören sowie Hormone imitieren und Zellrezeptoren blockieren, sodass wichtige Botschaften nicht übermittelt werden können.

Endokrine Disruptoren können künstlich hergestellt sein oder natürlich vorkommen. Sie beeinträchtigen die normale

Funktion des endokrinen Systems, ganz zu schweigen vom Fortpflanzungssystem und allen anderen biologischen Prozessen, die die Hormone regulieren.

Dies kann schwerwiegende Folgen haben, insbesondere für Föten in der Entwicklung, Säuglinge, Menschen, die eine hormonelle Umstellung erfahren, zum Beispiel in der Pubertät, sowie für Frauen mit PCOS, anderen endokrinen Erkrankungen oder Frauen in der Perimenopause. Sehen wir uns an, wie wir die vier häufigsten Ursachen für Hormonstörungen reduzieren können.

FREMDÖSTROGENE

Besondere Aufmerksamkeit sollte einer Gruppe von Xenoöstrogenen – auch als Fremdöstrogene bekannt – gewidmet werden. Zu diesen synthetischen Chemikalien gehören bestimmte Medikamente, Pestizide und industrielle Nebenprodukte, die die normale Signalübertragung stören können, indem sie an Östrogenrezeptoren binden, und sogar Östrogen imitieren, indem sie eine östrogenähnliche Aktivität zeigen. Ihre negativen Auswirkungen können verstärkt werden, wenn der Östrogenspiegel niedrig ist oder sinkt, etwa während der Perimenopause, da dann mehr leere Östrogenrezeptoren vorhanden sind, an die diese problematischen Chemikalien binden.

Auch Phytoöstrogene fallen technisch gesehen in die Kategorie der Fremdöstrogene. Im Gegensatz zu synthetischen Xenoöstrogenen werden Phytoöstrogene aus Pflanzen gewonnen – etwa aus Sojabohnen, Edamame, Leinsamen, Äpfeln, Birnen, Bohnen, Sprossen, Kohl und Spinat. Wir können Phytoöstrogene zu unserem Vorteil nutzen, da sie eine ganze Reihe von östrogenausgleichenden Vorteilen bieten. Mehr dazu in Säule Zwei (siehe S. 137).

EWIGKEITSCHEMIKALIEN

Du fragst dich vielleicht, ob sogenannte Ewigkeitschemikalien die Hautbarriere durchdringen können. Diese Substanzen, die nach ihrer Widerstandsfähigkeit gegen Abbau benannt sind, verbleiben sehr lange in der Umwelt (und möglicherweise auch im Körper).

CHEMIKALIEN, DIE DAS HORMONSYSTEM BEEINFLUSSEN KÖNNEN:*

PESTIZIDE Chemikalien wie Atrazin und Organophosphate, die häufig in nicht-biologischen Lebensmitteln vorkommen.	**PHTHALATE** Enthalten in Nagellack, Shampoos, Haarspülungen und vielen Kosmetika, die als Inhaltsstoff »Duftstoffe« aufführen.
PARABENE Werden in Shampoos, Haarspülungen, Kosmetika und Hygieneartikeln verwendet.	**SCHWERMETALLE** Wie Blei, das in Farben, Spielzeug und Rohrleitungen vorkommt, und Quecksilber, das häufig in Meeresfrüchten vorkommt.
PFAS Enthalten in antihaftbeschichtetem Kochgeschirr, wasserabweisender Kleidung, Leitungswasser und schmutzabweisenden Möbeln.	**CHEMISCHE UV-FILTER** Bestimmte Inhaltsstoffe in Sonnenschutzmitteln, wie Oxybenzon.
BPA UND BPA-ALTERNATIVEN Häufig zu finden in Kunststoffverpackungen für Lebensmittel und Getränke, in der Auskleidung von Konservendosen, Thermopapierbelegen und Trinkflaschen.	**ALUMINIUM** Enthalten in Kochgeschirr, Lebensmittelverpackungen, Antitranspiranten und Trinkwasser.

*Keine vollständige Liste

Die Haut, die aus mehreren Schichten besteht, soll den Körper vor Giftstoffen und Krankheitserregern schützen. Die äußerste Schicht der Epidermis (Oberhaut), das *Stratum corneum*, ist reich an Lipiden, Keratin und abgestorbenen Hautzellen und bildet die erste Verteidigungslinie. Einige schädliche Chemikalien, beispielsweise Per- und polyfluorierte Alkylsubstanzen (PFAS), können diese Barriere jedoch durchdringen. Eine Studie der Universität Birmingham aus dem Jahr 2024 bestätigte, dass 15 von 17 getesteten PFAS über die Haut aufgenommen wurden, wobei Perfluoroctansäure (PFOA) zu 13,5 Prozent in den Blutkreislauf gelangte.

Die Wirksamkeit der Hautbarriere kann durch Faktoren wie Sonneneinstrahlung, raues Wetter, trockene oder feuchte Umgebung, Umweltverschmutzung, Allergene und häufiges Waschen beeinträchtigt werden. Selbst Produkte wie starke Seifen und Retinol können die Hautbarriere schädigen und das Risiko der Giftstoffaufnahme erhöhen. Darüber hinaus können Chemikalien durch Hand-zu-Mund-Kontakt oder durch die Aufnahme von Rückständen von Oberflächen in den Körper gelangen. Lippenstifte enthalten beispielsweise nachweislich Schwermetalle. Eine Studie schätzte die Metallaufnahme bei durchschnittlicher Lippenstiftnutzung auf 24 mg pro Tag und bei häufiger Lippenstiftnutzung auf 87 mg pro Tag. Das summiert sich schnell!

HYGIENEPRODUKTE

Nach einer systematischen Überprüfung der darin enthaltenen Chemikalien sind vor Kurzem Hygieneprodukte in den Fokus der Kritik gerückt. Alles, was direkt auf die Haut oder den Mund aufgetragen wird, wird schnell absorbiert. Das Vaginal- und Vulvagewebe ist noch empfindlicher und hochdurchlässig – hier aufgenommene Chemikalien können direkt in den Blutkreislauf gelangen. Erschreckenderweise kam die Studie zu dem Ergebnis, dass Menstruationsprodukte messbare Mengen einer Reihe endokrin wirksamer Chemikalien enthielten, darunter Phthalate, Phenole und Parabene. Dies ist alarmierend, bedenkt man, dass die durchschnittlich menstruierende Frau im Laufe ihres Lebens über 11 000 Tampons oder Binden verwendet. Die Kombination aus hoher Absorption in diesem empfindlichen Bereich und längerer Exposition über einen längeren Zeitraum gibt Anlass zu ernster Sorge.

MITMENSCHEN

Manche Menschen und Beziehungen können eine Belastung sein. Indem du die Zeit, die du mit »Energievampiren« verbringst, reduzierst – damit meine ich Menschen, die zu fordernd, toxisch oder negativ sind –, schaffst du ein besseres Umfeld für deine Hormone. Mehr dazu in Säule Sechs (siehe S. 195).

KLEINE ÄNDERUNGEN

Der Wunsch nach einem Leben ohne Schadstoffe kann eine Herausforderung sein, aber es gibt immer Möglichkeiten, kleinere Änderungen vorzunehmen. Denke daran, es geht um Einschränkung, nicht um Eliminierung, denn die Wahrheit ist: Du kannst diesen Chemikalien nicht gänzlich entkommen, da viele bereits Teil unserer Welt sind.

Ich habe im Laufe der Jahre einiges in meiner Küche, meinem Kühlschrank und meiner Kosmetiktasche ausgetauscht, aber von meinem Parfüm von Diptyque und meiner Dior-Mascara will ich mich nicht trennen. Dafür verzichte ich gerne auf Dinge wie Plastikbehälter, Antihaft-Pfannen, giftige Hygieneprodukte, Plastikschneidebretter, Frischhaltefolie, giftige Oberflächenreiniger, herkömmliche Geschirrspültabs, bestimmte Sonnenschutzmittel, ungefiltertes Leitungswasser und aluminiumhaltiges Deodorant.

PRODUKTETIKETTEN ENTSCHLÜSSELN

Es gibt Apps, mit denen du Produkte aus den Bereichen Kosmetik, Ernährung und Haushalt überprüfen kannst. Dazu scannst du den Barcode. Die Apps bewerten die Inhaltsstoffe und sind sehr hilfreich, wenn deine eigenen Kenntnisse begrenzt sind.

ENTRÜMPELUNG
Überlege, wo etwas ausgetauscht werden kann. Wo kannst du in deiner aktuellen Lebenslage bessere Entscheidungen in Bezug auf Kunststoffe, Pestizide Alltagsprodukte und Mitmenschen treffen? Kremple die Ärmel hoch, denn es ist Zeit, so viel giftige Energie wie möglich aus deinem Umfeld zu entfernen, bevor wir mit Säule Eins der Positiven Methode beginnen.

Hygieneprodukte	⟶	Bio-Produkte oder Menstruationstassen
Schneidebrett aus Plastik	⟶	Schneidebrett aus Holz
Frischhaltefolie	⟶	Bienenwachstücher oder Teller
Dauerbackfolie	⟶	Backpapier
Plastikflaschen	⟶	Flaschen aus Glas oder Edelstahl
Plastikbehälter	⟶	Behälter aus Glas oder Edelstahl
Proviant in Frischhaltebeuteln	⟶	Lunchboxen aus Edelstahl
Antihaft-Kochgeschirr	⟶	Pfannen aus Edelstahl oder ohne Beschichtung

... Noch ein letzter Tipp: Lass deine Schuhe vor der Haustür stehen, denn auch sie können eine Reihe unerwünschter Substanzen enthalten!

Wenn du einige dieser Änderungen umsetzt, hast du bereits den ersten Schritt getan, um in deinem Zuhause eine Umgebung zu schaffen, die die Hormonfunktion nicht zusätzlich belastet.

AUSBLICK

So sehr wir es uns manchmal wünschen, wir können nicht alles in unserem Leben ändern. Das Beste, was wir tun können, ist, die Probleme zu erkennen und Veränderungen da vorzunehmen, wo es geht.

Eine Sache, bei der ich aus den oben genannten Gründen eine sofortige Umstellung dringend empfehle, sind die Hygieneprodukte. Entscheide dich für eine seriöse Bio-Marke oder versuche es mit einer Menstruationstasse. Bei Hygieneunterwäsche ist das Urteil noch nicht eindeutig, informiere dich daher gründlich.

Ich bin Realistin. Als berufstätige Mutter bin nicht darauf erpicht, mir die Arbeit im Haushalt noch schwerer zu machen als sie ist und greife manchmal auf ein stärkeres Reinigungsmittel zurück. Außerdem liebe ich meine Schönheitsprodukte und Anti-Falten-Seren. Ich achte aber darauf, die Inhaltsstoffe zu recherchieren – und das solltest du auch tun.

Wenn es um »saubere« Reinigungsmittel geht, steht eine große Auswahl an umweltfreundlichen Produkten zur Verfügung, von Geschirrspülblättern bis zu Oberflächensprays mit ätherischen Ölen. Es gibt auch traditionelle Reinigungsmethoden mit Essig, Natron, Zitronensaft – und Muskelkraft. Manchmal helfen allerdings nur Bleichmittel oder Fleckenentferner. Aber wenn du den täglichen Gebrauch giftiger Produkte vermeidest, verringerst du die kumulative Wirkung dieser schädlichen Chemikalien. Wie auch bei hochverarbeiteten Lebensmitteln führt gelegentlicher Kontakt eher nicht zu dramatischen Hormonstörungen, genauso wenig wie ein hochverarbeiteter Schokoriegel eine Woche mit Vollwertkost zunichte macht.

Auch hochverarbeitete Lebensmittel lassen sich nicht vollständig vermeiden und endokrine Disruptoren noch viel weniger. Entscheidend ist, wie man sich die meiste Zeit über verhält. Wie bei der Ernährung geht es nicht um Perfektion, sondern darum, dein Bestes zu geben.

3.

Die Positive Methode

Die sechs Säulen

SÄULE EINS
BALANCE HALTEN
S. 125

SÄULE ZWEI
FARBENFROH ESSEN
S. 137

SÄULE DREI
BEWUSST ESSEN
S. 159

SÄULE VIER
MEHR BEWEGUNG
S. 174

SÄULE FÜNF
BESSER SCHLAFEN
S. 184

SÄULE SECHS
POSITIV LEBEN
S. 195

Positives Handeln

Beginnen wir mit positiven Maßnahmen, um den Körper zu unterstützen und im Einklang mit den Hormonen zu arbeiten. Das Programm besteht aus sechs Säulen, die konkrete Schritte enthalten. Ich nenne es die Positive Methode, und es handelt sich dabei um einen evidenzbasierten Ansatz, der Wissen über hormonelle Gesundheit mit praktischen Maßnahmen kombiniert, um ein verbessertes hormonelles Gleichgewicht zu erreichen.

Das Programm legt einen Fokus auf Ernährung, befasst sich aber auch mit den Gefahren, die von Insulinresistenz, Stress und chronischen Entzündungen ausgehen. Dazu nimmt es den Schlaf, die Muskelmasse sowie das Darm- und das Vaginalmikrobiom in den Blick. Auch das emotionale Wohlbefinden und die psychische Gesundheit werden berücksichtigt. Denn all diese Lebensbereiche stehen in enger Wechselwirkung mit dem Hormonhaushalt.

Symptome hormoneller Dysbalancen sind Signale des Körpers, die auf tiefer liegende Vorgänge hinweisen. Um diese Ungleichgewichte wirklich zu beheben, musst du die Probleme an der Wurzel packen. Die Positive Methode ist ein ganzheitlicher, vielschichtiger Ansatz, der die Ursachen hormoneller Störungen angeht, indem er die vier Phasen der Hormonfunktion positiv beeinflusst.

Das ist keine schnelle Lösung, aber es ist deine Chance, dauerhafte Veränderungen für den Rest deines Lebens zu bewirken. Selbst wenn sich schnell erste Erfolge einstellen, solltest du nichts überstürzen. Ich empfehle, alle zwei Wochen eine Säule hinzuzufügen.

Die Positive Methode ist ein Werkzeug, auf das du bei Bedarf jederzeit zurückgreifen kannst. Es geht darum, Schritt für Schritt Strategien und kleine, aber wissenschaftlich fundierte Veränderungen einzuführen. Nimm dir Zeit, vertraue dem Prozess und lasse die Transformation in ihrem eigenen Tempo stattfinden.

ERSTE SCHRITTE

Lass uns zunächst einen Moment darüber nachdenken, wo du gerade stehst. Du hast dieses Buch wahrscheinlich zur Hand genommen, weil du den Verdacht hast, an einer hormonellen Störung zu leiden. Entweder hast du bestimmte Symptome bemerkt oder du hast die Diagnose eines hormonellen Problems erhalten (oder erwartest sie).

HAST DU WIEDERKEHRENDE SYMPTOME BEMERKT WIE

- Müdigkeit, niedriges Energieniveau, schlechter Schlaf oder Schlaflosigkeit
- Unregelmäßige, starke oder schmerzhafte Perioden oder Unfruchtbarkeit
- Gewichtsschwankungen
- Blähungen, Verstopfung oder Verdauungsprobleme
- Stimmungsschwankungen, Reizbarkeit, Angst oder Brain Fog
- Haarausfall, Akne oder andere Hautprobleme

WURDE BEI DIR FOLGENDES DIAGNOSTIZIERT

- PMS
- PMDD
- PCOS
- Endometriose
- Schilddrüsenunterfunktion

Alternativ erlebst du vielleicht gerade eine hormonelle Umstellung und suchst nach Möglichkeiten, den Körper zu unterstützen. Die Perimenopause beispielsweise gestaltet sich deutlich schwieriger, wenn der Körper mit Insulinresistenz, Stress und chronischen Entzündungen zu kämpfen hat – Zustände, die in den Wechseljahren häufig auftreten.

NATÜRLICHE HORMONELLE VERÄNDERUNGEN, DIE DU VIELLEICHT GERADE DURCHLEBST

- Pubertät
- Schwangerschaft / Wochenbett
- Perimenopause / Menopause

Es ist auch denkbar, dass du eine Kombination aus einer Funktionsstörung und den Herausforderungen einer natürlichen hormonellen Umstellung erlebst.

Die Positive Methode wurde konzipiert, um den Körper sowohl bei hormonellen Veränderungen als auch bei funktionellen Beeinträchtigungen wirkungsvoll zu unterstützen. Der Schlüssel zu einem harmonischen Umgang mit den Hormonen liegt darin, ihnen die Möglichkeit zu geben, sich zu entfalten.

UNTERSTÜTZUNG DER HORMONFUNKTION

Das Hauptziel der Positiven Methode ist die Förderung eines gesunden und gut funktionierenden endokrinen Systems, wobei es insbesondere um einen reibungslosen Ablauf des vierstufigen Prozesses der Hormonfunktion (siehe S. 80–83) geht. Du lernst, wie du dich am besten ernährst, erholsam schläfst und welche Bewegungskonzepte heilsam sein können, um dein hormonelles Gleichgewicht zu erhalten – mit einer positiven Einstellung und in einem flexiblen Rahmen. Du wirst hier keine Essenspläne finden, die auf strengen Einschränkungen beruhen. Stattdessen möchte ich dich dazu anleiten, bewusst zu essen und deinen Lebensstil anzupassen, um durch positives Handeln Stress zu reduzieren. Wir gehen Schritt für Schritt vor. Die Macht zur Veränderung liegt in deinen Händen.

SCHREIBE DEINE ERFOLGSGESCHICHTE

Bevor wir uns mit den einzelnen Säulen befassen, klären wir das Warum – den Grund, warum du deine hormonelle Gesundheit selbst in die Hand nehmen möchtest. Das ist der erste Schritt, den ich mit meinen Klientinnen gehe – jetzt bist du an der Reihe. Nimm dir Notizheft und Stift und schreibe auf, was dich bis hierher gebracht hat und was du mit der Positiven Methode erreichen möchtest. Ich habe auf der Seite gegenüber einige Ideen aufgeführt, aber dein Warum sollte dir persönlich entsprechen.

Schreibe auf:

- Deine Erfolgsgeschichte
- Deine Ziele für die kommenden Monate
- Dein Mantra

Die Definition deines Warum ist ein entscheidender Teil der Reise und ein unglaublich wirkungsvolles Werkzeug! Du wirst der Positiven Methode viel eher treu bleiben und dauerhafte Veränderungen bewirken, wenn du dir über deine Motivation im Klaren bist – und indem du deinem Plan folgst, verwandelst du dein Warum in deine Erfolgsgeschichte.

In den kommenden Wochen wirst du einige Veränderungen vornehmen – Veränderungen, die Engagement und manchmal auch Disziplin erfordern. Wenn du neue Entscheidungen über Ernährung oder tägliche Routinen triffst, hilft dir ein klares Warum, auf Kurs zu bleiben. An Tagen, an denen du keine Lust hast, dein Frühstück vorzubereiten oder deine Turnschuhe zu schnüren, erinnert es dich daran, warum du das tust.

Bei dieser Reise geht es um positive Veränderungen, nicht um zusätzlichen Stress. Wie jedes große Projekt erfordert auch diese Reise Vorbereitung, Planung und Zielstrebigkeit. Du würdest dich nicht ohne Strategie oder Unterstützung in eine große berufliche Aufgabe stürzen – und das gilt auch für deine persönlichen Ziele. Das Setzen klarer Ziele und das Erstellen eines Vision Boards sind für die Definition von Erfolg von entscheidender Bedeutung.

WAS SIND DEINE ZIELE? MEINE KLIENTINNEN NENNEN HÄUFIG DIESE:

ALLGEMEINES WOHLBEFINDEN Sich gesünder, glücklicher, weniger aufgedunsen fühlen und sich gut ernähren.	**ALLGEMEINE ZUFRIEDENHEIT** Ruhe, Gesundheit und Glück fördern und ein erfülltes Leben führen.
GEWICHTSMANAGEMENT Ein gesundes Gewicht erreichen und halten, neue Gewohnheiten entwickeln und alte, ungesunde Gewohnheiten ablegen.	**KÖRPERLICHE GESUNDHEIT** Verbesserung der Hautgesundheit, Normalisierung des Menstruationszyklus, Linderung von Kopfschmerzen und Darmbeschwerden, Unterstützung der Gelenkflexibilität.
HORMONELLE UND REPRODUKTIVE GESUNDHEIT Die Ursache von PCOS finden, sich auf eine Schwangerschaft vorbereiten, Wechseljahresbeschwerden bewältigen.	**PSYCHISCHE UND EMOTIONALE GESUNDHEIT** Neue Wege finden, um Stress und Ängste zu bewältigen, besser zu schlafen und sich ausgeruht und energiegeladen zu fühlen.

DU HAST PRIORITÄT

Viele Frauen, mit denen ich arbeite, stellen sich selbst hintenan, aber indem du jetzt dich priorisierst und dein Bestes gibst, kannst du allen um dich herum mehr Glück, Gesundheit und Freude schenken. Du erschaffst, was du dir vorstellst. Deine Geschichte ist nicht in Stein gemeißelt. Es ist nie zu spät, die Richtung zu ändern und zu werden, wer du sein willst.

ZEIT FÜR EINEN NEUSTART

Um diese Zielsetzung zu unterstützen, beginnen wir mit einer Umgestaltung deiner Umgebung. Vielleicht hast du bereits einige der hormonfreundlichen Veränderungen umgesetzt, die im Abschnitt über die Ursachen von Hormonstörungen ab S. 109 aufgeführt sind.

AUSSORTIEREN

Überarbeite deine wöchentliche Einkaufsliste und streiche alle Lebensmittel, die deine Ziele nicht unterstützen. Ob Schokolade oder hochverarbeitete Snacks – es ist Zeit, sie loszuwerden.

Denk daran: Dein Erfolg ist viel wichtiger als diese schnellen Lösungen. Leckereien wie Chips, Schokolade und Wein sind bei der Positiven Methode nicht verboten, aber den Zugang zu Lebensmitteln, die nicht zu deinem Warum passen, zu minimieren, erleichtert den Weg – besonders am Anfang. Wenn etwas nicht im Haus ist, gerätst du nicht in Versuchung, danach zu greifen.

AUFRÄUMEN

Räume Küche, Schlafzimmer und deinen mentalen Raum frei. Investiere in Glas- statt in Plastikbehälter und in eine Edelstahl-Wasserflasche. Lösche alle Apps, die deine Bildschirmzeit negativ beeinflussen und dich emotional belasten. Gönne dir neue Sportkleidung, damit du motiviert bist, dich mehr zu bewegen, wenn wir bei Säule Vier (S. 174) ankommen. Lege dir ein Notizbuch zu – Gedanken zu Papier zu bringen, wird dir helfen, dich daran zu erinnern, warum du diesen Weg eingeschlagen hast, und dich positiv fokussieren.

Säule Eins
Balance halten

Um Energie, geistige Klarheit und einen ausgeglichenen Hormonhaushalt zu fördern, ist es sinnvoll, die Insulinempfindlichkeit zu verbessern. Das Ziel lautet: Verhindern, dass zu viel Glukose in den Blutkreislauf gelangt, indem du die Kohlenhydrate bewusster wählst, den Zuckerkonsum reduzierst und deine Mahlzeiten so zusammenstellst, dass der Blutzuckerspiegel stabil bleibt. Ich zeige dir ein Konzept, nach dem du einfache nahrhafte Mahlzeiten zubereiten kannst, anstatt auf restriktive Maßnahmen wie Kalorienzählen zurückzugreifen.

DIE MAKRONÄHRSTOFFE

Ein ausgewogener Makronährstoffhaushalt ist entscheidend für einen gesunden Hormonhaushalt. Die drei wesentlichen Bausteine der Ernährung sind Kohlenhydrate, Fette und Proteine, auch Eiweiß genannt. Der Körper kann sie nicht selbst herstellen, weshalb sie als essenziell bezeichnet werden.

In dieser Säule sprechen wir hauptsächlich über Kohlenhydrate, da diese den Blutzucker- und Insulinspiegel direkt beeinflussen. Es ist jedoch wichtig zu wissen, welche wichtige Rolle auch Fette und Proteine spielen und wie sie in Kombination mit Kohlenhydraten zu einem ausgeglichenen Blutzuckerspiegel beitragen können.

Die Klassifizierung von Lebensmitteln nach Makronährstoffen ist oft schwierig, weil sie meist eine Kombination aus mehreren Makronährstoffen enthalten. Nüsse, Samen und Joghurt enthalten sowohl Eiweiß als auch Fett, Quinoa und Bohnen enthalten sowohl Kohlenhydrate als auch Eiweiß. Eine Gruppierung kann jedoch helfen, den Blutzuckerspiegel besser zu kontrollieren und die besten Quellen für jeden Makronährstoff zu identifizieren.

FETTE

Fette sind wichtig für die Produktion der Steroid- und Sexualhormone, die Erhaltung gesunder Zellstrukturen und gesunder Haut, die Speicherung von Energie und die Aufnahme fettlöslicher Vitamine wie A, D, E und K. Fette helfen auch bei der Regulierung der Körpertemperatur.

Es gibt vier Hauptarten von Nahrungsfetten: mehrfach ungesättigte Fette (in fettem Fisch, Pflanzenölen, Nüssen und Samen enthalten), einfach ungesättigte Fette (in Olivenöl, Avocados und Nüssen), gesättigte Fette (in tierischen Produkten und Kokosöl; manche bezeichnen sie als »schlecht«, aber aktuelle Forschungsergebnisse deuten darauf hin, dass Nahrungscholesterin nur einen minimalen Einfluss auf den Cholesterinspiegel im Blut und das Risiko für Herz-Kreislauf-Erkrankungen hat) und Transfette (in verarbeiteten Lebensmitteln wie Margarine enthalten, die den LDL-Cholesterinspiegel erhöhen und das Risiko für Herzkrankheiten, Schlaganfall und Diabetes steigern).

PROTEINE

Proteine sind die Bausteine des Körpers. Sie bestehen aus Aminosäuren, die durch Peptidbindungen miteinander verbunden sind. Der Körper verwendet etwa 20 verschiedene Aminosäuren, von denen neun essenziell sind und über die Nahrung aufgenommen werden müssen. Proteine sind wichtig für die Reparatur und den Wiederaufbau von Gewebe und Muskeln sowie für die Synthese von Enzymen. Sie spielen eine entscheidende Rolle bei der Produktion von Hormonen, Antikörpern, Zytokinen und Neurotransmittern. Sie transportieren Hormone durch den Körper. Die Leber produziert eine Reihe von Proteinen, darunter SHBG, das Sexualhormone bindet und transportiert, und Albumin, das am häufigsten vorkommende Protein im Blutplasma, das Hormone wie Cortisol und Testosteron transportiert. Eiweiß ist nicht nur in tierischen Lebensmitteln wie Fleisch, Fisch, Eiern und Milchprodukten enthalten. Es gibt auch viele proteinreiche pflanzliche Lebensmittel wie Nüsse, Samen, Hülsenfrüchte, Vollkornprodukte, Tofu und Tempeh.

KOHLENHYDRATE

Kohlenhydrate liefern dem Körper Energie und unterstützen die Funktion von Hormonen, Darm und Immunsystem. Sie enthalten Ballaststoffe (unverdaulich) und Einfachzucker. Kohlenhydrate spielen eine entscheidende Rolle bei der Regulierung des Blutzuckerspiegels, der Stimulation der Insulinausschüttung und der Speicherung von überschüssiger Energie, nachdem diese in Glykogen umgewandelt wurde.

Viele Kohlenhydrate sind Stärke (lange Glukoseketten) und in Lebensmitteln wie Kartoffeln, Reis und Brot enthalten.

EINFACHE KOHLENHYDRATE

Einfache Kohlenhydrate bestehen aus ein oder zwei Zuckereinheiten, sogenannten Monosacchariden und Disacchariden. Aufgrund ihrer einfachen chemischen Struktur baut der Körper sie schnell ab, was zu einem raschen Anstieg des Blutzuckerspiegels führt. Gängige Beispiele für diese Zucker sind Glucose, Fructose, Galactose, Ribose, Lactose, Maltose und Saccharose.

Einfache Kohlenhydrate finden sich in Schokolade, Süßigkeiten, kohlensäurehaltigen Getränken, Fruchtsäften, Honig, Haushaltszucker und Ahornsirup. Sie werden als raffinierte einfache Kohlenhydrate bezeichnet, da die ursprüngliche Struktur reduziert und die Anzahl der Bindungen minimiert wurde, um Geschmack und Textur künstlich zu verfeinern und das Suchtpotenzial zu steigern. Zu ihnen gehören raffiniertes Getreide ohne Kleie und Ballaststoffe wie in weichem Weißbrot, viele Frühstückscerealien, weißer Reis und Pizza, Pasta oder Weißmehl-Backwaren.

KOMPLEXE KOHLENHYDRATE

Komplexe Kohlenhydrate bestehen aus drei oder mehr Zuckereinheiten, sogenannten Oligosacchariden oder Polysacchariden. Je größer die Anzahl der Bindungen, desto länger dauert die Verdauung dieser Kohlenhydrate. Dies führt zu einer langsameren Freisetzung von Glukose in den Blutkreislauf und vermeidet die mit einfachen Kohlenhydraten verbundenen schnellen Spitzen. Beispiele für komplexe Kohlenhydrate sind Zellulose, Dextrin und Amylose.

Zu dieser Gruppe gehören viele nicht stärkehaltige Gemüsesorten, die Ballaststoffe und Nährstoffe liefern, ohne den Blutzuckerspiegel schnell ansteigen zu lassen.

BEISPIELE SIND:

- Artischocken
- Spargel
- Sojasprossen
- Brokkoli
- Kohl
- Blumenkohl
- Sellerie
- Grünes Blattgemüse
- Pilze
- Zwiebeln
- Paprika
- Spinat
- Tomaten
- Gurke

Stärkehaltige komplexe Kohlenhydrate sind strukturell am komplexesten und enthalten die meisten Glukosemolekülbindungen. Sie sollten in Mahlzeiten enthalten sein.

BEISPIELE SIND:

- Vollkornprodukte, z. B. Naturreis und Quinoa
- Weizenprodukte, z.B. Sauerteigbrot
- Stärkehaltiges Gemüse, z. B. Kartoffeln, Hülsenfrüchte, Erbsen, Kürbis und Pastinaken

RESISTENTE STÄRKE

Eine spezielle Form von Stärke ist resistente Stärke. Sie kommt in einigen Lebensmitteln natürlicherweise vor und kann durch bestimmte Koch- und Kühlmethoden entstehen. Wie der Name schon sagt, »widersteht« sie der Verdauung im Dünndarm und wird stattdessen im Dickdarm fermentiert. Dort wirkt sie als Präbiotikum (ein Lebensmittel, das das Wachstum gesunder Bakterien fördert) und nährt wertvolle Darmmikroben.

Resistente Stärke umgeht die normale Verdauung und wird nicht wie andere Kohlenhydrate in Glukosemoleküle zerlegt, sodass weniger bis keine Glukose in den Blutkreislauf gelangt.

IST ZUCKER EIN ZUCKER?

Jeder Zucker – ob weißer, brauner, Agavenzucker oder Honig – beeinflusst den Blutzuckerspiegel. Im Grunde handelt es sich um das gleiche Glukosemolekül. Aber auch wenn zwei Moleküle oberflächlich betrachtet gleich aussehen, macht ihre Zusammensetzung den Unterschied. Beispielsweise sind sowohl Rohhonig als auch verarbeiteter Honig Zucker. Rohhonig hat jedoch antibakterielle Eigenschaften und enthält Nährstoffe wie Enzyme, Antioxidantien und Spurenelemente, die verarbeiteter Honig bei der Verarbeitung verliert. Deshalb kann Rohhonig im Joghurt mehr Nährwert bieten als verarbeiteter Honig. Er wirkt präbiotisch und fördert das Wachstum nützlicher Bakterien wie Lactobacillus und Bifidobakterien.

Die chemische Struktur von Zucker kann unterschiedlich sein – je nachdem, ob er natürlicherweise in Ballaststoffen vorkommt, in übermäßigen Mengen konsumiert wird oder ob es sich um ein einmolekulares Monosaccharid oder ein zweigliedriges Disaccharid handelt (siehe S. 127). Zucker, der bei der Lebensmittelverarbeitung hinzugefügt wurde, kann im Körper entzündungsfördernd wirken. Die Wahl eines Zuckers mit mehr Nährwert ist immer die bessere Wahl. Obst, das ebenfalls Ballaststoffe enthält, verursacht weniger starke Blutzuckerspitzen. Die Minimierung von Zuckerzusatz ist sinnvoll, wenn man einen ausgeglichenen Hormonhaushalt erreichen will. Aber du solltest deshalb nicht alle Zuckerarten verteufeln. Hab keine Angst vor etwas Honig oder getrockneten Datteln. Letztere haben zwar einen hohen Zuckergehalt, aber Studien zeigen, dass sie ernährungsphysiologisch vorteilhaft sind, insbesondere im Hinblick auf die Blutzuckerkontrolle bei Diabetikern.

Das Abkühlen von Lebensmitteln nach dem Kochen kann die Bildung resistenter Stärke fördern. Beispielsweise öffnet das Kochen einer Kartoffel die Stärkekörner und macht sie für Verdauungsenzyme leichter zugänglich. Beim Abkühlen der Kartoffel schließen sich die Körner jedoch wieder und werden so verdauungsresistent.

BEISPIELE SIND:

- Grüne Bananen
- Gekochte und abgekühlte Kartoffeln, Reis und Nudeln
- Hülsenfrüchte wie Bohnen, Linsen und Erbsen
- Vollkornprodukte wie Hafer und Gerste
- Kochbananen

BALLASTSTOFFE

Schließlich gibt es noch Ballaststoffe, unverdauliche Kohlenhydrate. Sie können im Dünndarm weder abgebaut noch absorbiert werden und beeinflussen den Blutzuckerspiegel nicht – es wird keine Glukose freigesetzt. Ballaststoffe sind daher eine hervorragende Ergänzung zur Unterstützung eines ausgeglichenen Blutzuckerspiegels.

BEISPIELE SIND:

- Obst und Gemüse
- Vollkorn
- Hülsenfrüchte
- Nüsse und Samen

Obwohl Ballaststoffe technisch gesehen komplexe Kohlenhydrate sind, dienen sie aufgrund ihrer Verdauungsresistenz als Nährstoff für nützliche Darmbakterien. Sie fördern ein gesundes Bakterienwachstum im Dickdarm und tragen zu einem regelmäßigen Stuhlgang bei. Mehr zur Erhöhung der Ballaststoffzufuhr in Säule Zwei (siehe S. 137).

DER VERDAUUNGSPROZESS

Beim Essen zerlegt der Körper die Nahrung in kleinste Stücke und gewinnt so Energie, vor allem aus Kohlenhydraten. Stärke wird in Glukose zerlegt, die wiederum in ATP – Adenosintriphosphat, die bevorzugte Energiequelle des Körpers – umgewandelt wird. Je nach Bedarf wird ein Teil dieser Energie sofort verbraucht, der Rest gespeichert.

Bevor Glukose in Energie umgewandelt wird, gelangt sie in den Blutkreislauf. Je komplexer das Kohlenhydrat, desto mehr Bindungen müssen aufgebrochen werden und desto schwieriger ist es für den Körper, es abzubauen. Es ist, als müsste man 20 statt zwei Stücke zerteilen – es kostet mehr Zeit und Kraft. Komplexe Kohlenhydrate haben daher einen niedrigen GI (glykämischen Index). Der GI misst das Ausmaß und die Geschwindigkeit, mit der ein Lebensmittel den Blutzuckerspiegel erhöht – je niedriger, desto besser.

Am anderen Ende der Skala stehen einfache Kohlenhydrate, die schneller abgebaut werden können, was zu einem schnelleren Anstieg des Blutzuckerspiegels führt. Mit anderen Worten: Es handelt sich um Lebensmittel mit einem hohen GI. Weil der Blutzucker so schnell hochgeht, schüttet der Körper viel Insulin aus, um den Zucker schnell in die Zellen zu transportieren. Deshalb führen Lebensmittel mit einem hohen GI letztlich zu einem Blutzuckerabfall, der mit Energiemangel, gesteigertem Hungergefühl und Heißhunger auf Süßes einhergeht.

Wenn du zum Frühstück eine Scheibe dunkles Roggenbrot isst, das nährstoffreicher ist als eine Scheibe Toast und dank seines hohen Gehalts an löslichen Ballaststoffen einen niedrigeren GI hat, steht der Verdauung mehr Material zum Abbau zur Verfügung und die Glukose gelangt langsamer ins Blut. Roggenbrot führt zu einem langsameren Anstieg des Blutzuckerspiegels als Weißbrot, sodass du länger satt bist und einen Blutzuckerabfall vermeidest.

Wenn zu viel Glukose auf einmal in den Blutkreislauf gelangt, kann das zu Problemen führen. Ein übermäßig hoher Glukosespiegel wirkt entzündungsfördernd. Er ist außerdem extrem klebrig (man kann sich das vorstellen wie die Klebrigkeit von Karamell) und belastet die Arterien enorm. Das Phänomen wird als Glukosespitze bezeichnet. Glukosespitzen sind normal, aber häufige Spitzen können der Gesundheit schaden.

DIE BLUTZUCKER-ACHTERBAHN

Nicht nur Lebensmittel mit hohem GI können einen Anstieg des Blutzuckerspiegels verursachen. Er kann auch auftreten, wenn wir zu viel Zucker, überschüssige Kohlenhydrate oder »nackte Kohlenhydrate« – Kohlenhydrate ohne Fett und Eiweiß – zu uns nehmen. Die Fähigkeit, Glukose zu verstoffwechseln, kann auch von genetischen Faktoren, PCOS, Stresslevel, Schlafqualität, Alter, Östrogenspiegel und Muskelmasse beeinflusst werden. Wie der Körper mit Glukose umgeht, hängt von dem Zustand ab, in dem er sich befindet.

Was auch immer die Ursache für einen Glukoseanstieg ist, er veranlasst die Bauchspeicheldrüse, Insulin zu senden, das die Glukose aus dem Blutkreislauf entfernt. Bei einer Glukosespitze kann es passieren, dass der Körper Alarm schlägt und das Insulin zu viel Glukose aus dem Blutkreislauf entfernt. Dann sinkt der Blutzuckerspiegel so stark ab, dass es zur Unterzuckerung mit Hungergefühl, Müdigkeit und Benommenheit kommt. Findet diese Achterbahnfahrt zu häufig statt, können die Zellen resistent gegen Insulin werden.

Die Fähigkeit, den Blutzucker zu regulieren, nimmt auch bei niedrigem Östrogenspiegel ab, da Östrogen die Insulinempfindlichkeit verbessern kann.

DER UMGANG MIT GLUKOSESPITZEN

Was kann man tun? Ich finde es hilfreich, sich den Körper als einen Raum vorzustellen, in den Nährstoffe in der richtigen Reihenfolge und im richtigen Verhältnis gelangen sollten. Glukose, die primäre Energiequelle des Körpers, sollte zuletzt eintreffen.

Treffen zuerst die Ballaststoffe, gefolgt von Eiweiß und Fett, ein, kann das Verdauungssystem die anschließend aufgenommene Glukose effektiver verarbeiten. Mit anderen Worten: Wenn du eine Mahlzeit mit Gemüse oder einem Beilagensalat beginnst, entsteht im Verdauungstrakt eine Barriere. Kombinierst du anschließend Stärke mit etwas Eiweiß und Fett, ist sichergestellt, dass die Glukose zuletzt ankommt. Dieselbe Regel gilt für das Frühstück. Wie du in den Tag startest, bestimmt maßgeblich die Blutzuckerregulierung im Tagesverlauf und sorgt entweder für anhaltende Energie oder führt zu Heißhunger und Energietiefs. Anstelle von reinen Kohlenhydraten wie einem Gebäckstück, solltest du lieber Stärke kombiniert mit Protein, Fett und Ballaststoffen in Form von Porridge (siehe unten) oder einem Smoothie zu dir nehmen.

AUF DIE ZUSAMMENSETZUNG KOMMT ES AN

Bei der Ernährung kommt es nicht nur auf die Kalorien in einer Mahlzeit an, sondern auch auf die Zusammensetzung. Selbst wenn zwei Mahlzeiten gleich viele Kalorien enthalten, kann ihre Zusammensetzung zu sehr unterschiedlichen biochemischen Reaktionen im Körper führen. Eine Mahlzeit kann den Blutzuckerspiegel in die Höhe treiben, während die andere ihn stabil hält. Deshalb ist das Kalorienzählen ein veralteter Ansatz – es vereinfacht den Wert von Lebensmitteln zu sehr und ignoriert, wie unterschiedliche Strukturen von Lebensmitteln den Körper biochemisch beeinflussen. Stell dir bei jeder Mahlzeit diese beiden Fragen.:

WO IST DAS PROTEIN?
WO IST DAS FETT?

Wenn Stärke auf dem Teller liegt, sollte die Mahlzeit auch mit diesen beiden Makronährstoffen angereichert sein. So gelangt weniger Glukose in den Blutkreislauf und der Körper muss keinen Glukosealarm auslösen.

VORSCHLÄGE FÜR KOMBINATIONEN

Statt einfach nur Schwarzbrot mit einem Klecks Marmelade zum Frühstück zu essen, kombiniere das Brot mit einem pochierten Ei, einer halben Avocado und einer Handvoll Spinat. Beide Gerichte enthalten die gleiche Hauptzutat, lösen aber sehr unterschiedliche biochemische Reaktionen im Körper aus.

Sehen wir uns ein anderes beliebtes Frühstück an: Porridge. Haferflocken sind super, aber mit den falschen Zutaten riskiert man einen Anstieg des Cholesterinspiegels. Porridge mit Honig ist einfach nur Stärke mit Zucker. Verfeinere den Porridge mit Zutaten, die reichlich gesunde Fette und Proteine liefern, wie Chiasamen, Leinsamen und Nussbutter, hochwertiges veganes Proteinpulver, Kollagenpulver oder ein Klecks proteinreiches Joghurt. Garniere den Porridge mit bunten Beeren für Süße und Ballaststoffe, anstatt Zucker hinzuzufügen. Achte auch bei Smoothies darauf, dass sowohl Protein als auch Fett enthalten sind.

Nimm dir eine oder zwei Wochen Zeit, um das Prinzip dieser ersten Säule einzuführen. Konzentriere dich darauf, drei Mahlzeiten pro Tag zuzubereiten, und verwende dabei die folgende Formel als Leitfaden.

STÄRKE + PROTEIN + GUTES FETT

=

MEINE NEUE LIEBLINGSFORMEL

RICHTIG ESSEN

Versuche, drei Mahlzeiten am Tag einzunehmen und Snacks zu reduzieren. Naschen kann zu ständigen Insulinspitzen führen, die wir ja vermeiden möchten. Außer in der Schwangerschaft oder Stillzeit sind Zwischenmahlzeiten nicht notwendig. Durch die Verteilung der Mahlzeiten gönnst du deinem Verdauungssystem Ruhe, reduzierst unnötige Energiezufuhr und hältst den Insulinspiegel stabil. Wenn du nachmittags hungrig wirst, solltest du mittags mehr Protein essen und Wasser trinken.

Denk daran: Makronährstoffe wirken nicht isoliert, sondern in komplexen Wechselwirkungen miteinander. Manche Lebensmittel enthalten eine Mischung aus Makronährstoffen. Bohnen und Hülsenfrüchte bestehen hauptsächlich aus Kohlenhydraten, enthalten aber auch Protein. Lebensmittel, die wir als hauptsächlich proteinhaltig betrachten, wie Nüsse, Samen und fetter Fisch, sind gleichzeitig gute Fettquellen. Viele Gemüsesorten liefern Ballaststoffe, ohne stärkehaltig zu sein.

SÄULE EINS
BALANCE HALTEN
ZUSAMMENFASSUNG

- Füge deinen Mahlzeiten Proteine und gesunde Fette hinzu.
- Maximiere komplexe Kohlenhydrate wie Bohnen, Hülsenfrüchte und stärkehaltiges Gemüse, die Glukose gleichmäßiger und langsamer in den Blutkreislauf einschleusen.
- Minimiere Einfachzucker, Süßigkeiten, Schokolade und raffinierten Zucker. Einfachzucker sind für plötzliche und dramatische Blutzuckerspitzen verantwortlich, die Insulin erfordern und zu Insulinresistenz führen können, die wiederum zu Hormonstörungen, chronischen Entzündungen und Gewichtszunahme führt.
- Kombiniere Stärke immer mit Protein und Fett. Das unterstützt die effiziente Verdauung aller drei Makronährstoffe.
- Nimm drei Mahlzeiten am Tag zu dir, um den Heißhunger auf Snacks zu minimieren. Verzichte nicht auf das Frühstück.

STÄRKE RICHTIG KOMBINIEREN

Durch die richtige Kombination von Kohlenhydraten, Proteinen und guten Fetten bleibt der Blutzucker stabil und der Hormonhaushalt im Gleichgewicht.

✹ Quelle für Kohlenhydrate und Proteine

✦ Quelle für Proteine und Fette

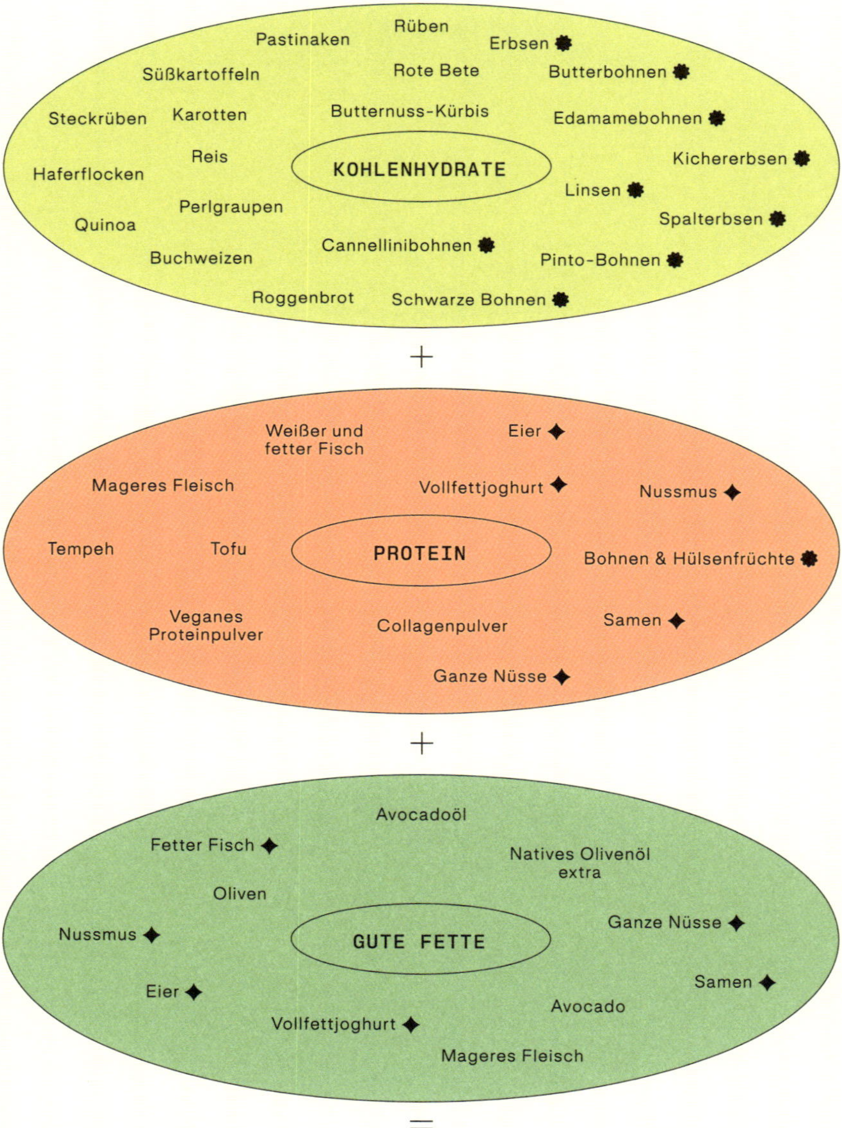

STÄRKE IN KOMBINATION

Säule Zwei
Farbenfroh essen

Du hast gelernt, vor jeder Mahlzeit zu fragen: Wo ist das Eiweiß? Wo ist das Fett? Die nächste Frage sollte lauten: Wo ist die Farbe?

Ziel dieser Säule ist es, ein ausgeglicheneres, entzündungsarmes Umfeld für die Hormone zu schaffen. Wie wir gesehen haben, sind ernährungsbedingte Entzündungen eine Hauptursache für Hormonstörungen (siehe S. 107).

DIE MACHT DER VIELFALT

Bei einer positiven Einstellung zur Ernährung geht es darum, sich darauf zu konzentrieren, was man zu sich nimmt – nicht darauf, was man einschränkt. Bioaktive Lebensmittel, die Inhaltsstoffe enthalten, die eine gesundheitsfördernde Wirkung haben, gehören unbedingt dazu. Dabei ist Vielfalt der Schlüssel. Je bunter, desto besser!

Farbenfrohe pflanzliche Lebensmittel enthalten sekundäre Pflanzenstoffe (Phytonährstoffe), die den Pflanzen ihre Farben, Aromen und Geschmacksstoffe geben. Im menschlichen Körper unterstützen diese Phytonährstoffe den Hormonhaushalt sowie das Darm- und das Vaginalmikrobiom. Sie helfen, das Verhältnis von Omega-3- zu Omega-6-Fettsäuren zu verbessern (siehe S. 138) und unterstützen die Entgiftung der Leber.

ENTZÜNDUNGEN HEMMEN

Um »Farbe« zur Verringerung der Entzündungsaktivität einzusetzen, solltest du Folgendes vermehrt zu dir nehmen:

- Phytonährstoffe – Obst, Gemüse und Kräuter
- Antioxidantien – Beeren, Nüsse und Blattgemüse
- Rohstoffe für die Hormongesundheit – gute Fette, Aminosäuren, Probiotika, Vitamine und Mineralien

OMEGA-3- UND OMEGA-6-FETTSÄUREN

Eine Ernährung, die reich an Omega-3 ist, ist gut für die Hormongesundheit. Ein zu hoher Anteil an Omega-6-Fettsäuren kann entzündungsfördernd wirken. Zum richtigen Verhältnis siehe S. 165.

Wenn du deine Ernährung auf diese Art anpasst, nährst du das Darmmikrobiom und stabilisierst das Vaginalmikrobiom. Pflanzliche Vollwertkost liefert Phytonährstoffe, Vitamine, Mineral- und außerdem Ballaststoffe. Diese Nährstoffe sind eine wichtige Ergänzung der Nahrung und können das Wohlbefinden enorm verbessern.

Zähle keine Kalorien – zähle stattdessen die Farben auf deinem Teller.

DIE MACHT DER NÄHRSTOFFE

Nahrung ist mehr als nur eine Energiequelle. Die Nährstoffe in der Nahrung liefern dem Körper und den Hormonen die notwendigen Stoffe für eine optimale Funktion, sie unterstützen Millionen von biologischen Prozessen, die jede Millisekunde im Gange sind, nähren Darm- und Vaginalmikrobiom und schützen vor Krankheiten und Schäden durch freie Radikale.

Nährstoffe sind essenziell, vor allem in besonderen Lebensphasen wie Pubertät, Schwangerschaft, Wochenbett, Perimenopause und darüber hinaus. So reguliert Magnesium während der Pubertät die Stimmung. Das in Avocados enthaltene Vitamin E ist hervorragend für die Hautgesundheit. Beeren, reich an Antioxidantien, sind äußerst hilfreich bei Kinderwunsch und für die Entwicklung des Fötus während der Schwangerschaft. In den Wechseljahren können die in Tofu und Edamamebohnen enthaltenen Phytoöstrogene Hitzewallungen lindern.

SCHWANGERSCHAFT UND NÄHRSTOFFMANGEL

Die hormonelle Umstellung während der Schwangerschaft hat enorme Auswirkungen auf den Nährstoffhaushalt. Der Körper priorisiert das neue Leben und stellt sicher, dass es über die Plazenta (und später durch das Stillen) alles bekommt, was es braucht. Für die Mutter bleiben oft nur Nährstoffreste übrig.

Dieses Defizit kann sich in Antriebslosigkeit, schlechter Stimmung und sogar völliger Erschöpfung äußern, die auf einen Mangel an Eisen, B-Vitaminen, Omega-3-Fettsäuren, Vitamin D, Zink und Selen zurückzuführen sind.

Dies ist eine schlechte Grundlage für die bevorstehenden hormonellen Veränderungen im Wochenbett. Ohne Unterstützung kann der weibliche Körper Jahre brauchen, um wieder den Zustand vor der Geburt zu erreichen. Kommen weitere Kinder hinzu, steht der Mutter eine lange Zeit mit einem potenziellen Nährstoffdefizit bevor.

Mit dem steigenden Blutvolumen während der Schwangerschaft steigt auch der Eisenbedarf. Eisenmangel kann die Fruchtbarkeit langfristig schädigen und auch das Risiko einer postpartalen Depression erhöhen – ein Zustand, den viele Studien mit einem verminderten Gehalt an Nährstoffen wie Omega-3 in Verbindung bringen.

FARBE IN AKTION

Durch eine konsequente Erhöhung der Ballaststoff-, Vitamin-, Mineralstoff- und Phytonährstoffzufuhr kannst du den Hormonhaushalt positiv beeinflussen. Entzündungen werden reduziert, der Insulinhaushalt im Gleichgewicht gehalten, der Nährstoffstatus verbessert und die Mikrobiome gestärkt.

Mit »Farbe« ist die ganze Vielfalt an pflanzlichen Lebensmitteln wie Gemüse, Obst, Kräuter und Gewürze, Nüsse, Tee, Vollkornprodukte, Bohnen und Hülsenfrüchte gemeint. Die Farbe von Pflanzen, Gemüse und Obst wird durch die Struktur bestimmt, die bestimmte Wellenlängen des Lichts reflektiert und andere absorbiert. Die satten Gelb-, Orange- und Rottöne von Karotten, Paprika und Kürbissen beispielsweise sind der Molekülstruktur der Carotinoide zu verdanken. Carotinoide sind reich an Antioxidantien. Jede Farbe in Lebensmitteln hat ihre eigenen einzigartigen Vorteile. Deshalb ist es wichtig, so viele Farben wie möglich auf dem Teller zu haben.

Sicher hast du im Kühlschrank noch eine Paprika, eine Gurke, Zucchini, Karotte oder Rotkohl, die du würfeln, reiben oder zum Garnieren verwenden kannst. Es muss nicht kompliziert sein. Rote Bete und Karotten sind genauso geeignet wie alte Tomatensorten oder violetter Brokkoli. Deine Welt braucht mehr Farbe, sei erfinderisch!

Es ist Zeit, Mikronährstoffe wie Mineralstoffe, Vitamine und Phytonährstoffe kennenzulernen. Phytonährstoffe sind Stoffe, die Pflanzen zu ihrem Schutz produzieren. Darüber hinaus schützen sie auch unsere Gesundheit.

PHYTONÄHRSTOFFE

Phytonährstoffe sind lebenswichtige Verbindungen in pflanzlichen Lebensmitteln. Sie können helfen, Stärke mit farbenfrohen, ballaststoffreichen Zutaten und essenziellen Mikronährstoffen anzureichern.

Während Makronährstoffe (siehe S. 125) dem Körper Energie liefern, gehören Phytonährstoffe zu den nicht-nährenden Verbindungen. Sie zeichnen sich durch gesundheitsfördernde Eigenschaften aus, insbesondere im Hinblick auf die Hormongesundheit und den Abbau von Östrogen. Es gibt zahlreiche Belege dafür, wie wirksam Phytonährstoffe

DIE WÖCHENTLICHE REGENBOGENERNÄHRUNG
Sorge jede Woche für einen Regenbogen aus pflanzlichen Lebensmitteln auf deinem Teller, um eine breite Palette an Nährstoffen zu erhalten.

ROT

Beispiele:	Phytonährstoffe:	Nutzen für die Gesundheit:
Kirschen, Äpfel, Himbeeren, Erdbeeren, Wassermelone, Rote Bete, Radieschen, Rhabarber	*Carotinoide, Lycopine, Olephenole und Anthocyane*	*Beugen Krebs vor und verbessern die Herz-Kreislauf-Gesundheit*

TAG 1 ○ 2 ○ 3 ○ 4 ○ 5 ○

ORANGE

Beispiele:	Phytonährstoffe:	Nutzen für die Gesundheit:
Aprikosen, orange Paprika, Butternusskürbis, Cantaloupe, Karotten, Mangos, Nektarinen	*Carotinoide, Beta- und Alpha-Carotin*	*Gesundes Herz, Sehvermögen und Immunsystem*

TAG 1 ○ 2 ○ 3 ○ 4 ○ 5 ○

GELB

Beispiele:	Phytonährstoffe:	Nutzen für die Gesundheit:
Gelbe Paprika, Mais, Zitronen, Kürbis, Steckrüben, Sternfrucht, Ananas	*Carotinoide, Lycopine, Olephenole und Anthocyane*	*Gesundes Herz, Sehvermögen und Immunsystem*

TAG 1 ○ 2 ○ 3 ○ 4 ○ 5 ○

GRÜN

Beispiele:	Phytonährstoffe:	Nutzen für die Gesundheit:
Spargel, Avocado, grüne Paprika, Brokkoli, Zucchini, Kohl, Sellerie	*Carotinoide, Zeaxanthin, Lutein*	*Für gutes Sehen und zur Vorbeugung der altersbedingten Makuladegeneration*

TAG 1 ○ 2 ○ 3 ○ 4 ○ 5 ○

VIOLETT / BLAU

Beispiele:	Phytonährstoffe:	Nutzen für die Gesundheit:
Brombeeren, schwarze Johannisbeeren, Heidelbeeren, Rotkohl, Auberginen	*Anthocyane*	*Verbesserung des Gedächtnisses, gesundes Altern und Gesundheit der Harnwege*

TAG 1 ○ 2 ○ 3 ○ 4 ○ 5 ○

WEISS

Beispiele:	Phytonährstoffe:	Nutzen für die Gesundheit:
Blumenkohl, Cannellinibohnen, Kichererbsen, Knoblauch, weiße Zwiebeln, Schalotten	*Allylsulfide oder Allium*	*Beugen Magenkrebs verursachenden Karzinogenen vor und senken den Cholesterinspiegel.*

TAG 1 ○ 2 ○ 3 ○ 4 ○ 5 ○

bei der Vorbeugung von Wechseljahresbeschwerden sowie von Krebs, Herz-Kreislauf-Erkrankungen, Diabetes, Osteoporose, Magen-Darm-Erkrankungen, Neurodermitis und Hyperaktivität sowie gynäkologischen, neurologischen und immunologischen Erkrankungen sind.

Viele bunte Phytonährstoffe sind zudem Antioxidantien (siehe S. 144). Sie wirken entzündungshemmend und spielen eine zentrale Rolle für das Immunsystem und den Hormonstoffwechsel sowie die Gesundheit von Herz und Gehirn. Phytonährstoffe unterstützen die Entgiftung, indem sie DNA-Schäden reduzieren, den Zellzyklus regulieren, mit Hormonen interagieren und diese sogar nachahmen.

Im Folgenden stelle ich einige der wichtigsten Phytonährstoffe und die Lebensmittel, die sie enthalten, vor.

PHYTOÖSTROGENE

In der Menopause ist es wichtig, Phytoöstrogene – Pflanzenstoffe mit einer ähnlichen Struktur wie Östriol – aufzunehmen.

ÖSTROGEN UND PHYTOÖSTROGEN

Phytoöstrogene, die zu den Flavonoiden, Lignanen oder Stilbenen zählen, können durch ihre Bindung an Östrogenrezeptoren pro- oder antiöstrogene Wirkungen haben. Sinkt der Östrogenspiegel, stören unbesetzte Rezeptoren die Körperprozesse. Phytoöstrogene, obwohl schwächer als Östrogen, binden an diese Rezeptoren, helfen, das Gleichgewicht wiederherzustellen und die Auswirkungen eines Östrogenmangels zu lindern.

DIE BESTEN QUELLEN FÜR PHYTOÖSTROGENE:

- Edamamebohnen
- Tofu
- Tempeh
- Bio-Soja ohne Gentechnik
- Brokkoli
- Bohnen und Hülsenfrüchte
- Gemahlene Leinsamen
- Sesam
- Knoblauch

CAROTINOIDE

Carotinoid-Phytonährstoffe sind in roten, orangefarbenen, gelben und einigen grünen Gemüsesorten enthalten. Die wichtigsten Carotinoid-Untergruppen, deren maximale Zufuhr ich empfehle, sind Beta-Carotin und Lycopin. Lebensmittel, die diese enthalten, sind reich an Vitamin A und Vitamin C (siehe S. 148–149) und haben Eigenschaften, die das Risiko bestimmter Krebsarten senken können.

DIE BESTEN QUELLEN FÜR CAROTINOIDE:

Butternusskürbis	Süßkartoffeln
Kürbis	Karotten
Tomaten	Spinat
Grapefruit	Grünkohl

Durch das Kochen des Gemüses werden Carotinoide freigesetzt und können leichter in vorgebildetes Vitamin A umgewandelt werden (siehe S. 146). Das Kochen von Butternusskürbis und Karotten macht diese gut verdaulich und sorgt für einen optimalen Nährstoffgehalt, vor allem, wenn du noch eine Fettquelle wie Samen oder natives Olivenöl hinzufügst.

Um die Carotinoidzufuhr zu erhöhen, sind Tomaten genau das Richtige. Mit einer antioxidativen Wirkung, die stärker ist als die von Alpha- und Beta-Carotin, spielen Tomaten eine wichtige Rolle bei der Nährstoffzufuhr. Tomaten sind reich an Beta-Carotinoiden und Lycopin. Sie haben eine schützende Wirkung auf die männliche Prostata, aber auch auf den weiblichen Stoffwechsel – insbesondere nach der Menopause.

Eine kürzlich durchgeführte Studie ergab, dass eine tomatenreiche Ernährung zu einem deutlich niedrigeren Cholesterinspiegel, niedrigerem Blutdruck und niedrigerem Blutzucker führt. Die Studie kam zu dem Schluss, dass der Verzehr frischer Tomaten die antioxidativen Biomarker erhöhen und so das Risiko eines metabolischen Syndroms bei Frauen nach der Menopause verringern kann.

ANTIOXIDANTIEN

Antioxidantien neutralisieren freie Radikale und wirken, wie der Name sagt, gegen oxidativen Stress (siehe S. 76). Freie Radikale entstehen im Körper durch bestimmte Arten von Lebensmitteln oder körperlicher Betätigung oder durch Belastung mit Giftstoffen. Sie sind aus vielen Gründen schädlich, insbesondere wenn sie sich zusammentun und die Antioxidantien zahlenmäßig übertreffen. Wie in Kapitel 2 beschrieben, entsteht oxidativer Stress, wenn ein Ungleichgewicht zwischen freien Radikalen und Antioxidantien im Körper besteht, was zu Schäden an Zellen, Gewebe und DNA führt. Antioxidantien stabilisieren freie Radikale, indem sie entweder ein Elektron abgeben oder dem freien Radikal eines entziehen, sodass eine gerade Anzahl von Elektronen verbleibt. Dies trägt dazu bei, ein stabiles Umfeld für die Hormone zu schaffen und Bereiche wie den Darm vor Schäden zu schützen. Deine Aufgabe ist es, den Antioxidantienspiegel durch den Verzehr von bunten Lebensmitteln kontinuierlich hoch zu halten.

DIE BESTEN QUELLEN FÜR ANTIOXIDANTIEN:

Blaubeeren, Erdbeeren und Himbeeren	Artischocken
Pekannüsse	Grünkohl und Spinat

VITAMINE

Vitamine und Mineralstoffe wirken als Coenzyme an der Hormonfunktion und am Stoffwechsel mit und sind somit essenziell für nahezu alle Prozesse im Körper. Damit dieses System und alle biologischen und schützenden Funktionen laufen, sind Vitamine und Mineralstoffe unerlässlich. Vitamine sind in vielen Lebensmitteln enthalten, müssen aber durch Mineralstoffe wie Zink in eine andere Form umgewandelt werden (siehe S. 153).

Da die Lebensmittelindustrie auf hochverarbeitete Massenproduktion ausgerichtet ist, erhalten die meisten Menschen nicht genügend Vitamine und Mineralstoffe.

PERIMENOPAUSE UND MENOPAUSE UND PHYTOÖSTROGENE

Durch eine erhöhte Phytoöstrogenzufuhr kannst du Symptome der Perimenopause und Menopause wie Hitzewallungen lindern. Interessanterweise haben Studien gezeigt, dass in Japan, wo der Konsum hochwertiger Sojaprodukte hoch ist, im Vergleich zu den westlichen Ländern weniger Wechseljahresbeschwerden – insbesondere Hitzewallungen – gemeldet werden und die Brustkrebsrate, für die wir mit zunehmendem Alter ein höheres Risiko haben, niedriger ist. Studien in Japan zeigen eine Risikoreduktion von etwa 30 Prozent. Der Effekt ist am stärksten bei Frauen, die in Kindheit und Jugend große Mengen an Sojaprodukten genossen haben. Das bedeutet, dass es für Jugendliche besonders vorteilhaft sein könnte, Tofu in ihren Ernährungsplan aufzunehmen, um langfristig ihre Gesundheit zu schützen.

Bei der Kombination von Phytoöstrogenen mit einer Hormontherapie gegen Brustkrebs, beispielsweise mit Tamoxifen, sind die Ergebnisse uneindeutig. Einige Berichte deuten darauf hin, dass Phytoöstrogene die Wirkung von Krebsmedikamenten beeinträchtigen könnten.

Auch nimmt die Bodenqualität weltweit ab, und da der Boden wichtige Nährstoffe für Pflanzen liefert, führt schlechter Boden zu Nutzpflanzen mit einem geringeren Nährwert.

Körperliche Veränderungen, wie sie in der Pubertät, während der Schwangerschaft, nach der Geburt, in der Perimenopause und darüber hinaus auftreten, gehen häufig mit schnellem Wachstum, hohem Stress, Veränderungen des Menstruationszyklus oder der Hormone einher. Sie machen dich bei einem Vitamin- oder Mineralstoffmangel besonders anfällig. Umso wichtiger ist es deshalb, gerade in diesen Zeiten auf eine vitaminreiche Ernährung zu achten.

Vitamine sind entweder fett- oder wasserlöslich. Fettlösliche Vitamine (A, D, E, K) benötigen Nahrungsfett für die Aufnahme, daher kann eine fettarme Ernährung ihre Aufnahme beeinträchtigen. Vitamin C und Vitamin B (wie B2 und B12) sind wasserlöslich, das heißt, der Körper scheidet überschüssige Vitamine über den Urin aus. Hattest du schon einmal knallgelben Urin nach der Einnahme von Vitaminpräparaten? Das ist ein Zeichen dafür, dass du zu viele wasserlösliche Präparate einnimmst.

PROVITAMIN VITAMIN A UND VORGEFORMTES VITAMIN A

Vitamin A hat zwei Erscheinungsformen: das vorgebildete Vitamin A, das als Retinol in Innereien wie Leber, Fischöl und anderen angereicherten Lebensmitteln vorkommt, und das Provitamin A in Carotinoiden.

Vorgebildetes Vitamin A ist für den Körper sofort verwertbar, kann aber im Übermaß toxisch wirken, da es den Umwandlungsprozess des Körpers umgeht. Als fettlösliches Vitamin wird vorgebildetes Vitamin A nicht über den Urin ausgeschieden. Da es die Entwicklung des Fötus schädigen kann, sollten Schwangere oder Frauen mit Kinderwunsch auf hochdosierte Nahrungsergänzungsmittel oder übermäßige Mengen an Innereien verzichten.

Provitamin A hingegen muss vom Körper in eine aktive Form umgewandelt werden. Diese Form von Vitamin A ist ein wichtiger Mikronährstoff für Schwangere und Föten. Es besteht keine Gefahr, zu viel Provitamin A zu sich zu nehmen, wenn du es über Gemüse aufnimmst. Du kannst also beruhigt zu Karotten, Kürbis und Süßkartoffeln greifen.

VITAMIN D

Vitamin D unterstützt die Fortpflanzungs- und Knochengesundheit, die Skelettmuskulatur, das Immunsystem und den Blutzuckerhaushalt. Sonnenlicht hilft unserem Körper, Vitamin D zu synthetisieren. Da viele Menschen nicht das ganze Jahr über Zugang zu Sonnenlicht haben, lohnt es sich, in ein gutes Vitamin-D-Präparat zu investieren.

Vitamin-D-Mangel kommt bei Frauen mit PCOS häufig vor und kann die Symptome von PCOS verschlimmern. Studien zeigten, dass niedrigere Vitamin-D-Spiegel mit Insulinresistenz, Eisprung- und Menstruationsunregelmäßigkeiten, geringeren Schwangerschaftsraten, Hirsutismus, Hyperandrogenismus, Fettleibigkeit und erhöhten Risikofaktoren für Herz-Kreislauf-Erkrankungen verbunden sind.

Frauen in den Wechseljahren haben aufgrund des sinkenden Östrogenspiegels ein erhöhtes Risiko für Osteoporose, also eine verringerte Knochendichte und die damit verbundene Gefahr von Frakturen. Vitamin D ist für die Aufrechterhaltung der Kalziumhomöostase und des Knochenstoffwechsels von entscheidender Bedeutung.

Vitamin D ist in fettem Fisch, Eiern, Butter und Pilzen enthalten, allerdings nur in geringen Mengen. Ich empfehle daher, täglich 2000 IE Vitamin D als Nahrungsergänzungsmittel zu sich zu nehmen.

DIE B-VITAMINE

Ein Mangel an B-Vitaminen kann schwerwiegende körperliche und psychische Folgen haben. Sie beeinflussen auch die reproduktive Gesundheit. Zu den B-Vitaminen gehören B1 (Thiamin), B2 (Riboflavin), B3 (Niacin) und B5 (Pantothensäure). Besonders wichtig für den Hormonhaushalt sind B6 (Pyridoxin), B9 (Folsäure) und B12 (Cobalamin). Sie unterstützen die Hormonregulation, den Zellstoffwechsel, die Energiegewinnung, das Gehirn und das zentrale Nervensystem.

B6 (PYRIDOXIN)

Vitamin B6 hilft beim Ausgleichen des Blutzuckerspiegels und bei der Regulierung der Sexualhormone. Anzeichen eines Mangels sind Akne, PMS-Symptome, Wassereinlagerungen, Übelkeit und Brustschmerzen.

VITAMIN A

Vitamin A trägt zur Regulierung und Kontrolle der Genexpression bei. Dieses Vitamin unterstützt die Augengesundheit, die Fortpflanzung und die Zellerneuerung. Es wirkt Wunder für Hautgesundheit und Immunsystem und beeinflusst den Schilddrüsenhormonstoffwechsel und die Progesteronproduktion.

Vitamin-A-Mangel steht in engem Zusammenhang mit Schäden an der Schilddrüse und deren eingeschränkter Funktion. Studien deuten darauf hin, dass er einen erheblichen Einfluss auf Struktur, Funktion und Hormonhaushalt der Schilddrüse hat. Vitamin-A-Mangel ist zudem häufig mit Jodmangel verbunden, einem wichtigen Faktor für eine Schilddrüsenunterfunktion (siehe S. 71).

DIE BESTEN VITAMIN-A-QUELLEN:*

- Vorgebildetes Vitamin A: Leber, Eigelb, Fisch, Butter, Vollmilch
- Karotten
- Kale
- Butternusskürbis
- Mango
- Spinat
- Kürbis

*Keine vollständige Liste der Quellen

VITAMIN E

Vitamin E ist ein wunderbares Antioxidans, das Haut, Augen und Immunsystem schützt. Es hat sich auch gezeigt, dass es positive Auswirkungen auf das prämenstruelle Syndrom hat und Symptome wie Angstzustände, Schmerzen, Heißhunger und schlechte Laune lindert.

DIE BESTEN VITAMIN-E-QUELLEN:*

- Sonnenblumenkerne
- Kürbiskerne
- Grünes Blattgemüse
- Avocados
- Pinienkerne
- Mandeln
- Haselnüsse

VITAMIN C

Vitamin C ist ein wichtiges Antioxidans und ein Immunsystem-Superheld. Es unterstützt die Progesteronproduktion, die für die Nebennieren wichtig ist. Die Nebennieren produzieren Hormone, die neben anderen lebenswichtigen Körperfunktionen auch die Stressreaktion, den Stoffwechsel und den Blutdruck regulieren.

Vitamin C ist entscheidend für die Biosynthese von Kollagen, L-Carnitin und bestimmten Neurotransmittern und ist am Proteinstoffwechsel beteiligt.

DIE BESTEN VITAMIN-C-QUELLEN:*

- Kiwi
- Rote Paprika
- Schwarze und rote Johannisbeeren
- Zitrusfrüchte
- Papaya
- Erdbeeren
- Himbeeren
- Grünkohl
- Brunnenkresse
- Ananas

VITAMIN K

Vitamin K schützt die Blutgerinnung und die Knochen und fungiert als Coenzym (siehe S. 144) bei der Synthese von Proteinen, die an der Blutgerinnung und dem Knochenstoffwechsel beteiligt sind. Vitamin K kann die Knochengesundheit verbessern und das Risiko von Knochenbrüchen verringern, insbesondere bei Frauen nach der Menopause. Daher lohnt es sich in späteren Lebensphasen, Vitamin K bei der Nahrungsergänzung zu berücksichtigen.

DIE BESTEN VITAMIN-K-QUELLEN:*

- Grünkohl
- Spinat
- Petersilie

B9 (FOLAT)

Frauen, die schwanger werden möchten, wird empfohlen, 400 µg Folsäure, eine synthetische Form von Vitamin B9, als Nahrungsergänzungsmittel einzunehmen. Folat ist die natürliche Form von Vitamin B9, die in Lebensmitteln wie dunkelgrünem Blattgemüse vorkommt. Anschließend muss es in seine aktive Form, Methylfolat (5-MTHF), umgewandelt werden. Nahrungsergänzungsmittel mit Methylfolat können vorteilhaft sein, da manche Menschen aufgrund des MTHF-Gens Folat nicht umwandeln können.

B12 (COBALAMIN)

Cobalamin spielt eine wichtige Rolle für das Nervensystem und bei der Zellteilung, sprich Empfängnis. Die beste Bioverfügbarkeit hat Cobalamin aus tierischen Produkten. Bioverfügbarkeit ist ein Maß dafür, wie gut Stoffe verwertet werden können. Wer sich vegan oder vegetarisch ernährt, muss gegebenenfalls Nahrungsergänzungsmittel einnehmen.

DIE BESTEN VITAMIN-B-QUELLEN:*

Grünes Blattgemüse	Pilze
Nüsse	Fleisch
Samen	Fisch
Bohnen	Eier
Hülsenfrüchte	Milchprodukte

MINERALSTOFFE

Mineralstoffe sind essenzielle Nährstoffe, die der Körper für seine Funktionen benötigt. Sie unterstützen Prozesse wie den Knochenaufbau, die Übertragung von Nervensignalen und die Energiegewinnung.

Mineralstoffe und Vitamine wirken zusammen. Vitamine können die Bioverfügbarkeit von Mineralstoffen sowohl fördern als auch hemmen. Vitamin D unterstützt die Aufnahme von Kalzium aus der Nahrung. Vitamin C unterstützt die Aufnahme von Eisen, insbesondere von pflanzlichem

MAGNESIUM

Magnesium spielt eine wichtige Rolle für den Hormonhaushalt, den Schlaf und die Muskeln. Es ist der beste Freund des zentralen Nervensystems und kann bei Angstzuständen helfen. Magnesiumcitrat ist ein Nahrungsergänzungsmittel, das bei Verstopfung hilft, und Magnesiumglycinat fördert den Schlaf. Magnesiummangel kann sich in Augenzucken, Angstzuständen oder Verstopfung äußern.

DIE BESTEN MAGNESIUMQUELLEN:*

- Dunkelgrünes Blattgemüse
- Kürbiskerne
- Chia-Samen
- Edamamebohnen
- Mandeln

KALZIUM

Das lebenswichtige Mineral unterstützt Knochen, Muskeln und Blutgerinnung, schützt die Herzfunktion und fungiert als enzymatisches Signal in biochemischen Prozessen. Kalzium wird in den Knochen gespeichert. Wenn der Kalziumspiegel sinkt, entzieht der Körper den Knochen Kalzium, um einen stabilen Kalziumspiegel im Blut aufrechtzuerhalten und andere wichtige Körperfunktionen zu unterstützen. Dies kann in den Wechseljahren problematisch sein, wenn die Knochendichte durch den sinkenden Östrogenspiegel beeinträchtigt ist.

DIE BESTEN KALZIUMQUELLEN:*

- Sardinen (mit Gräten und allem!)
- Vollfettes Joghurt
- Hüttenkäse
- Fester Tofu
- Grünes Blattgemüse
- Bohnen
- Hülsenfrüchte
- Lachs

*Keine vollständige Liste der Quellen

JOD

Die Schilddrüse benötigt Jod, um die Schilddrüsenhormone T3 (Trijodthyronin) und T4 (Tetrajodthyronin) zu produzieren, die beide aus Jod bestehen. Der Körper kann Jod nicht selbst produzieren und muss es daher mit der Nahrung aufnehmen. Viele Fälle von Schilddrüsenunterfunktion sind auf Jodmangel zurückzuführen.

DIE BESTEN JODQUELLEN:*

- Algen
- Hüttenkäse
- Kabeljau
- Vollfettes Joghurt

*Keine vollständige Liste der Quellen

EISEN

Eisen unterstützt die DNA-Synthese, die Produktion der Schilddrüsenhormone, den Kreislauf, die Gehirngesundheit und den Sauerstofftransport im Blut. Anzeichen von Eisenmangel sind Müdigkeit, Schwindel, Kurzatmigkeit, Haarausfall, kalte Hände und Füße, blasse Haut oder gewölbte Nägel.

Vegetarisches Eisen wird vom Körper nicht so gut aufgenommen wie tierisches Eisen, aber die Zugabe von Vitamin C unterstützt die Aufnahme. Serviere daher eisenreiches Gemüse mit einem Spritzer Zitrone und dazu Paprika oder Süßkartoffeln.

In der Pubertät kann der Eisenspiegel sinken. Schwangere haben einen erhöhten Eisenbedarf. Kommt es während der Perimenopause zu verstärkten Blutungen, besteht aufgrund des menstruellen Blutverlusts ebenfalls ein erhöhtes Risiko für Eisenmangel.

DIE BESTEN EISENQUELLEN:*

- Rotes Fleisch
- Grünes Blattgemüse
- Nüsse und Samen
- Hülsenfrüchte
- Getrocknete Aprikosen
- Eier

ZINK

Zink schützt Haut, Immunsystem, Fortpflanzungssystem sowie Geschmacks- und Geruchssinn, erhält die Struktur der Zellmembranen und schützt sie vor oxidativen Schäden.

Anzeichen eines Mangels sind Hauterkrankungen wie Ekzeme, Akne, schlechte Wundheilung, Haarausfall und geringe Libido. Zink und Kupfer konkurrieren um die Aufnahme im Körper. Trägerinnen einer Kupferspirale sollten zinkreiche Lebensmittel zu sich nehmen. Orale Kontrazeptiva wie die Pille können den Kupferspiegel im Körper erhöhen und den Zinkspiegel senken. Dies kann sowohl während der Einnahme als auch nach dem Absetzen Auswirkungen auf den Stoffwechsel haben.

DIE BESTEN ZINKQUELLEN:*

- Austern
- Schalentiere
- Kürbiskerne
- Nüsse
- Hülsenfrüchte

SELEN

Selen spielt eine wichtige Rolle bei der Umwandlung des inaktiven Schilddrüsenhormons Thyroxin (T4) in aktives Trijodthyronin (T3). Es unterstützt die Schilddrüsenfunktion, die Fortpflanzung und das Immunsystem. Während der Schwangerschaft und Stillzeit ist der Selenbedarf erhöht. Anzeichen eines Mangels sind ein geschwächtes Immunsystem, brüchige Nägel, Haarausfall und kognitiver Abbau. Orale Kontrazeptiva können den Selenspiegel senken.

DIE BESTEN SELENQUELLEN:*

- Vollfettes Joghurt
- Schweinefleisch
- Rindfleisch
- Putenfleisch
- Hühnchen
- Fisch
- Schalentiere
- Eier
- Paranüsse (Da sie das Doppelte der Menge des Tagesbedarfs an Selen enthalten, nicht mehr als drei am Tag verzehren.)

Eisen aus Lebensmitteln wie Bohnen und Linsen. Zink kann die Aufnahme von Kupfer behindern.

Wie Vitamine wirken Mineralstoffe als essenzielle Cofaktoren bei vielen Körperfunktionen und unterstützen die reibungslose Übertragung von Signalen und Prozessen. Betrachten wir einige von ihnen genauer.

ELEKTROLYTE

Elektrolyte umfassen Mineralien wie Natrium, Kalium, Chlorid, Magnesium, Kalzium, Phosphat und Hydrogenkarbonate. Diese Ionen sind an der Regulation des Wasserhaushalts, des Blutdrucks und der Nervenleitfähigkeit beteiligt. Sie sind wichtige Cofaktoren für viele Stoffwechselwege und enzymatische Reaktionen, die Einfluss auf den Hormonhaushalt und die Fruchtbarkeit haben können. Bei einem Elektrolytungleichgewicht kann beispielsweise die Zusammensetzung der Follikelflüssigkeit verändert sein, was zu einer Einschränkung des Follikelwachstums führt.

Elektrolytionen spielen eine Schlüsselrolle bei der Muskelkontraktion und sind essenziell für enzymatische Reaktionen wie Verdauung und Energiegewinnung.

Natrium beispielsweise ist bei der Östrogensynthese wichtig, da es Prozesse unterstützt, die die Hormonproduktion regulieren. Natrium, Kalium und Kalzium helfen bei der Kontraktion und Entspannung der Gebärmutter während der Periode. Kalzium löst die Muskelkontraktionen aus, die zum Abstoßen der Gebärmutterschleimhaut beitragen, während Natrium und Kalium zusammenwirken, um die Muskelfunktion aufrechtzuerhalten. Kalzium kann auch eine unreife Eizelle (Oozyte) zur Reifung anregen. Ein Ungleichgewicht der Elektrolyte in der Eizelle kann die Fruchtbarkeit beeinträchtigen.

Obwohl Elektrolyte in Lebensmitteln enthalten sind, kann es sinnvoll sein, den Elektrolytspiegel zu erhöhen. Dazu mischst du 2,5 ml Elektrolyte (Lösung oder Pulver) nach dem Frühstück mit Wasser. Wir sollten täglich etwa zwei Liter gefiltertes Wasser trinken und gelegentlich Elektrolyte hinzufügen, um die Hormongesundheit zu unterstützen.

ADAPTOGENE KRÄUTER UND GEWÜRZE

Kräuter und Gewürze sind eine wunderbare Nahrungsergänzung. Adaptogene sind eine Klasse von Kräutern, Wurzeln und Pilzen, die den Cortisolspiegel senken können, indem sie das Enzym erhöhen, das Cortisol in Cortison umwandelt, ein inaktives Hormon mit entzündungshemmenden Eigenschaften. Adaptogene wirken außerdem stresslindernd, indem sie das Gleichgewicht im Körper durch verschiedene Mechanismen fördern, die die Hypothalamus-Hypophysen-Nebennierenrinden-Achse (HHN) regulieren.

MACA-WURZEL

Maca ist eine hervorragende Quelle für Vitamin B2, Eisen, Kalzium und Flavonoide und kann die Produktion von Antioxidantien im Körper fördern. Studien haben gezeigt, dass Maca eine wertvolle, nichthormonelle Pflanze ist, die den Hormonhaushalt ausgleicht und Wechseljahresbeschwerden wie Hitzewallungen, sexuelle Funktionsstörungen, nächtliches Schwitzen, Schlafstörungen, Nervosität, Depressionen und Herzrasen lindert. Zur Stimmungsaufhellung und Steigerung der Libido 3–5 g in den morgendlichen Smoothie geben. Maca wird bei Schilddrüsenfunktionsstörungen nicht empfohlen und sollte bei Behandlungen, die den Hormonspiegel verändern, zum Beispiel bei Brustkrebsbehandlungen, vermieden werden.

SALBEI

Salbei ist ein unglaublich antimikrobielles, antioxidatives und entzündungshemmendes Kraut. Gekocht schmeckt er köstlich, aber auch als Tee ist er wunderbar. Er kann helfen, Hitzewallungen in der Perimenopause und in den Wechseljahren zu unterdrücken. Während der Schwangerschaft und Stillzeit sollte Salbei mit Vorsicht konsumiert werden.

ASHWAGANDHA-WURZEL

Ashwagandha wirkt entzündungshemmend und adaptogen. Studien zeigen, dass die Einnahme dieses Wurzelextrakts Stress deutlich reduziert und die allgemeine Lebensqualität verbessern kann. Bei Bedarf 3–5 g der getrockneten Wurzel in einen Smoothie geben. Da Ashwagandha Uteruskontraktionen auslösen kann, ist es während der Schwangerschaft besonders vorsichtig zu konsumieren. Die Wirkung auf stillende Frauen ist noch nicht vollständig geklärt.

MÖNCHSPFEFFER

Mönchspfeffer (Agnus Castus) hat sich als wirksam bei PMS und Brustschmerzen erwiesen. Er erhöht nachweislich den Progesteronspiegel, was in der Perimenopause und den Wechseljahren von Vorteil sein kann. Während einer Hormonersatztherapie sollte Mönchspfeffer vermieden werden. Besondere Vorsicht ist auch in der Schwangerschaft und Stillzeit geboten.

KURKUMA

Kurkuma kann bei Endometriose eine wunderbare Wirkung haben. Es ist bekannt für seine entzündungshemmenden Eigenschaften und unterstützt die Hormone und die Gehirngesundheit. Erhöhe die Zufuhr, indem du Kurkuma an Currys, Suppen, Rührei, Rührtofu, Lattes und Soßen gibst. Kombiniere Kurkuma mit schwarzem Pfeffer (zur besseren Aufnahme) und etwas nativem Olivenöl, um die Vorteile zu maximieren. Um die volle Wirkung zu erzielen, muss man tägliche etwa 500 mg Kurkuma als Nahrungsergänzungsmittel oder in der Ernährung zu sich nehmen.

INGWER

Ingwer ist eine entzündungshemmende Wurzel und hilft gegen Übelkeit – auch in der Schwangerschaft. Reibe ihn in Gerichte wie Salate oder bereite ihn mit heißem Wasser als Tee zu.

ZIMT

Zimt steigert die Insulineffizienz und unterstützt die Blutzuckerregulierung. Er wirkt antimykotisch und bekämpft Candida, einen Hefepilz, der übermäßig wachsen und Soor (Hefeinfektionen), Müdigkeit und Verdauungsprobleme verursachen kann.

Aus diesen Komponenten kannst du eine Regenbogen-Bowl zusammenstellen:

FARBE

In Scheiben geschnitten oder gerieben: Karotten, Zucchini, Gurken, Rotkohl, rote Zwiebeln, Sellerie, Paprika, Blumenkohl, Brokkoli, Brokkolisprossen, Knoblauch, fermentierte Lebensmittel (wie Sauerkraut, Kimchi, fermentiertes eingelegtes Gemüse), Äpfel, Granatäpfel, Radieschen, Tomaten, Mais, Zitrone, Spargel, Avocado, grüne Paprika, Kohl, Sellerie, Mangold, grüne Bohnen, violette Karotten, Auberginen

+

STÄRKE = HÜLSENFRÜCHTE & BOHNEN, VOLLKORN, STÄRKEHALTIGES GEMÜSE

Linsen, Kichererbsen, Cannellinibohnen, schwarze Bohnen, Quinoa, Hummus, Wildreis, Vollkornreis, Edamamebohnen, Buchweizen, Gerstenmalz, Süßkartoffel, Butternusskürbis, geröstete Rote Bete

+

PROTEIN

Lachsfilet, Sardinen, Thunfisch, Eier, Hähnchen, Tofu, Tempeh, Makrele, gegrillter Truthahn, Steak aus Weidehaltung, Weißfisch

+

GRÜNES BLATTGEMÜSE

Spinat, Rucola, Brunnenkresse, Kopfsalat, Feldsalat, Grünkohl

+

FRISCHE KRÄUTER

Minze, Petersilie, Koriander, Basilikum

+

GESUNDES FETT

Avocado, Kürbiskerne, Sonnenblumenkerne, Tahini, Sesamsamen, Sardellen, Nüsse, Hanföl, Hanfsamen

+

DRESSING

Mein Tipp: Natives Olivenöl extra + frischer Zitronensaft + Weißweinessig
Vinaigrette: 1 EL Olivenöl, 1 EL Apfelessig, ½ TL Senf
Tahini: 1 EL Tahini, Saft einer halben Zitrone, zu einer Paste verrühren und Wasser hinzufügen, um die gewünschte Konsistenz zu erreichen

SÄULE ZWEI
FARBENFROH ESSEN
ZUSAMMENFASSUNG

- Frage dich bei jeder Mahlzeit: Wo ist die Farbe? Oft ist noch Platz für mehr!
- Kombiniere Nahrungsquellen, die Vitamin D, A, E und K enthalten, immer mit einem gesunden Fett, um die Aufnahme zu unterstützen.
- Pflanzen können den Hormonhaushalt verändern und Wechselwirkungen mit Medikamenten haben. Bei der Anwendung in der Schwangerschaft ist bei einigen Vorsicht geboten. Informiere dich oder hole medizinischen Rat ein.
- Nimm einmal pro Woche ein Elektrolytgetränk zu dir.
- Stell abwechslungsreiche Gerichte mit all den Nährstoffen zusammen, die deine Hormone benötigen.

Säule Drei
Bewusst essen

Bei der Positiven Methode geht es nicht darum, die Ernährung einzuschränken, sondern darum, bewusster zu essen. In Säule Zwei haben wir uns darauf konzentriert, wie du die Vitamin- und Nährstoffaufnahme maximieren kannst, indem du einen Speiseplan nach der Regenbogen-Methode erstellst und möglichst viele Farben in deine Mahlzeiten einbaust. Nun betrachten wir weitere Aspekte der Ernährung, die wir optimieren können, um Systeme wie das Darmmikrobiom und die Leber zu unterstützen.

Das Kapitel enthält außerdem Informationen, die dir helfen sollen, bei der Wahl der Lebensmittel bessere Entscheidungen zu treffen. Vom Umgang mit hochverarbeiteten Lebensmitteln über Milchprodukte und Bio-Lebensmittel bis zur Reduzierung von Alkohol: Bewusste Ernährung schafft ein Umfeld, das die hormonelle Gesundheit stärkt.

LERNE DEINEN DARM KENNEN

Wir haben etwas über das Darm- und das Vaginalmikrobiom (siehe S. 87 und S. 92) und ihre Rolle für die Hormongesundheit gelernt. Ein gesundes Darmmikrobiom ist durch eine hohe Diversität, also eine Vielzahl verschiedener Bakterienarten, gekennzeichnet. Diese Diversität unterstützt unter anderem auch ein gesundes Vaginalmikrobiom, was der reproduktiven Gesundheit zugutekommt.

Darm- und Vaginalmikrobiom enthalten komplexe biologische Ökosysteme, die ständig in Kommunikation miteinander stehen. Hormonstörungen können durch ein Zusammenspiel von genetischen und Umweltfaktoren verursacht und verschlimmert werden. Es gibt viele Möglichkeiten, das Darmmilieu zu beeinflussen und zu verändern, etwa durch eine ballaststoffreiche Ernährung mit einem hohen Anteil an Prä- und Probiotika oder durch die Einnahme von Nahrungsergänzungsmitteln. Das ist deine Chance, den Zustand des Mikrobioms und der Darmschleimhaut zu verbessern.

Wie wir gesehen haben, ist das Darmmikrobiom eine Gemeinschaft, die von Vielfalt lebt (siehe S. 87). Um diese Vielfalt zu unterstützen, muss das Darmmikrobiom mit bestimmten Lebensmitteln versorgt werden. Dabei handelt es sich insbesondere um zwei Arten: Präbiotika und Probiotika. Präbiotische Lebensmittel dienen als Nahrung für die vorhandenen Bakterien, während Probiotika neue, nützliche Bakterien einführen. Beides kann man durch Ernährung und Nahrungsergänzungsmittel fördern.

PRÄBIOTISCHE LEBENSMITTEL

Präbiotika sind ballaststoffreiche, unverdaulichen Nahrungsbestandteile, die nützlichen Bakterien als Nahrung dienen. Studien haben gezeigt, dass Präbiotika einen markanten Einfluss auf die menschliche Gesundheit haben, denn sie können die Zusammensetzung und Funktion der Mikroorganismen im Darm modulieren. Durch Aufspalten und Fermentieren der präbiotischen Ballaststoffe entsteht ein Endprodukt aus kurzkettigen Fettsäuren wie Butyrat, Acetat und Propionat. Diese Moleküle sind klein genug, um die Darmschleimhaut zu passieren und über den Blutkreislauf zu den Organen im gesamten Körper zu gelangen. Präbiotische Lebensmittel wirken sich positiv auf die Bakterien, den Stoffwechsel und die Hormongesundheit aus.

Resistente Stärke (siehe S. 128) wirkt wie ein Präbiotikum. Wie der Name sagt, widersteht sie dem Abbau durch menschliche Verdauungsenzyme im Dünndarm und wird im Dickdarm fermentiert, wo sie die wertvollen Darmmikroben ernährt.

BEISPIELE FÜR PRÄBIOTISCHE LEBENSMITTEL:

- Artischocken
- Spargel
- Chicorée
- Grünes Blattgemüse
- Gekochte und abgekühlte Kartoffeln
- Zwiebeln
- Lauch
- Knoblauch
- Tomaten

- Äpfel
- Avocados
- Grüne Bananen
- Beeren
- Algen
- Bohnen
- Hülsenfrüchte
- Leinsamen
- Haferflocken

PROBIOTISCHE LEBENSMITTEL

Probiotika können dem Darmmikrobiom durch die Zufuhr lebender Bakterien neue Energie liefern. Während Präbiotika eine Nahrungsquelle für die Bakterien im Darm sind, enthalten probiotische Lebensmittel lebende, »gute« Bakterien, die in den Darm wandern, sich dort ansiedeln und vermehren können.

Fermentierte Lebensmittel sind eine hervorragende Quelle für Probiotika, da sie lebende Mikroorganismen enthalten, die durch Fermentation entstehen – ein kontrollierter Prozess mikrobiellen Wachstums und enzymatischer Aktivität. Durch die Zugabe von Bakterien zur Milch lässt sich beispielsweise durch Fermentation probiotischer Joghurt herstellen. Versuche, drei bis vier fermentierte Lebensmittel pro Woche zu essen – zum Beispiel Kimchi, Sauerkraut, Kefir, Sauerteigbrot und Rohkäse. Kimchi passt gut zu Eiern. Indem du die Menge an Laktobazillen im Darm erhöhst, beeinflusst und nährst du auch das Vaginalmikrobiom.

BEISPIELE FÜR PROBIOTISCHE LEBENSMITTEL:

- Joghurt mit Lebendkulturen
- Kefir
- Kimchi
- Tempeh
- Miso
- Sauerkraut
- Sauerteigbrot
- Essiggurken in Salzlake

SYNBIOTIKA

Durch die Kombination probiotischer und präbiotischer Eigenschaften unterstützen Synbiotika das Überleben der Probiotika im Darm. Ein gesundes, laktobazillenreiches Vaginalmikrobiom kann sogar Frühgeburten vorbeugen. Um die Vorteile von Präbiotika und Probiotika zu nutzen, kannst du sie durch synbiotische Nahrungsergänzungsmittel in deine Ernährung integrieren.

DIE VORZÜGE VON KNOCHENBRÜHE

Neben präbiotischen und probiotischen Lebensmitteln kann auch Knochenbrühe die Darmgesundheit fördern. In den kühleren Monaten ist sie ein wunderbarer Muntermacher am Nachmittag. Durch langsames Garen der Knochen werden Mineralien und entzündungshemmende Aminosäuren wie Kollagen, Glycin und Glutamin freigesetzt. Diese Proteine können die Darmschleimhaut nähren und das Risiko eines durchlässigen Darms (»Leaky Gut«) verringern.

Glycin regt außerdem die Produktion des »Glückshormons« Serotonin im Darm an, hilft bei der Bildung des wichtigsten Tripeptid-Antioxidans Glutathion und schüttet GLP-1 aus, ein Hormon, das den Appetit reguliert.

KLUGE ENTSCHEIDUNGEN FÜR DIE LEBER

Die Leber spielt bei der Aufrechterhaltung der Hormongesundheit gleich mehrfach eine Schlüsselrolle (siehe S. 94). Ihre wichtigste Aufgabe ist der Abbau von Östrogen, sobald es nicht mehr benötigt wird. Sie tut dies, indem sie Östrogen durch Biotransformation in Metabolite umwandelt, die über Urin und Stuhl ausgeschieden werden.

Wenn dieser Entgiftungsprozess nicht optimal funktioniert (siehe S. 95), kann Östrogen im Körper resorbiert und reaktiviert werden, was zu einer Östrogendominanz führt. Östrogendominanz kann sogar bei niedrigem Östrogenspiegel eintreten, etwa in der Perimenopause, der Menopause oder bei PCOS.

So kannst du deine Leber in jeder Phase der Biotransformation unterstützen:

PHASE 1: ENZYME IN DER LEBER VERÄNDERN ÖSTROGEN

Nimm Kurkuma, Knoblauch und Nahrungsmittel mit hohem Magnesium-, Zink- und Vitamin-C-Gehalt zu dir. Minimiere Alkohol, Nikotin und Koffein.

PHASE 2: DIE LEBER MACHT ÖSTROGEN WASSERLÖSLICH

In dieser Phase profitiert die Leber von Kreuzblütlern, Kurkuma, grünem Tee und Rosmarin.

Kein Körpersystem existiert isoliert. Eine schlechte Darmgesundheit kann sich negativ auf die Leber auswirken, da Ungleichgewichte im Mikrobiom chronische Entzündungen verursachen können, die die Fähigkeit der Leber beeinträchtigen, Östrogen – und andere Hormone – effektiv zu verstoffwechseln und zu entgiften.

UNTERSTÜTZUNG FÜR DIE LEBER:

- Täglich zwei Liter gefiltertes Wasser trinken
- Kreuzblütlergemüse essen
- 1 EL gemahlene Leinsamen zu den Mahlzeiten hinzufügen
- Mehr Ballaststoffe essen
- Cholinreiche Lebensmittel wie Eier essen
- Leberunterstützende Kräutertees wie Mariendistel trinken
- Weniger Alkohol trinken
- Belastung durch Kunststoffe reduzieren
- Darm mit fermentierten Lebensmitteln und Knochenbrühe stärken

ÄNDERE DEINE BEZIEHUNG ZUM ALKOHOL

Wenn die Leber mit der Entgiftung von Alkohol beschäftigt ist, wird sie sich nicht auf die Hormone konzentrieren. Eine Reduzierung des Alkoholkonsums kann daher nur von Vorteil sein. Wenn du oft Alkohol trinkst und deine Hormone verrückt spielen, könnte das ein guter Zeitpunkt sein, es auszuprobieren. Erkläre Sonntag bis Donnerstag zu alkoholfreien Tagen. Auch das Abmessen von Alkohol ist eine clevere Methode, um den Konsum zu kontrollieren.

Auf Partys trinke ich gerne Mocktails – alkoholfreie Cocktails –, um alkoholarme oder alkoholfreie Abende zu genießen. Ein einfaches Tafelwasser ist erfrischend und wirkt mit Dekor, wie frisch geschnittener Limette, Zitrone oder Orange, gar nicht langweilig. Anti-Alkoholisches wird immer öfter nachgefragt, das Angebot wächst. Du wirst überrascht sein, wie viele Möglichkeiten es mittlerweile gibt.

KREUZBLÜTLERGEMÜSE

Eine Gemüsegruppe, die sich besonders positiv auf die Lebergesundheit auswirkt, ist Kreuzblütlergemüse.

Beim Verzehr werden bestimmte Inhaltsstoffe im Körper in bioaktive Verbindungen umgewandelt, darunter Indol-3-Carbinol und Diindolylmethan (DIM), die den Stoffwechsel unterstützen und Östrogen abbauen können. Kreuzblütlergemüse wird außerdem in Sulforaphan (SFN) zerlegt, das die Leberfunktion unterstützt. SFN beeinflusst nachweislich den Glukose- und Lipidstoffwechsel in der Leber, kann Insulinresistenz reduzieren und hilft beim Östrogenabbau.

Damit SFN gebildet wird, muss das Gemüse vor dem Kochen zerkleinert werden. Durch das Zerkleinern der rohen Pflanze wird Glucoraphanin freigesetzt und mit dem Enzym Myrosinase in SFN umgewandelt. Die Myrosinase ist hitzeempfindlich. Wird das Gemüse sofort nach dem Schneiden gekocht, wird das Enzym zerstört und die Bildung von SFN bleibt aus. Deshalb empfiehlt es sich, das gehackte Gemüse mindestens 40 Minuten ruhen zu lassen. In dieser Zeit kann sich das SFN vollständig bilden und bleibt beim anschließenden Garen weitgehend stabil.

Wenn dazu keine Zeit ist, streue einen halben bis zwei Teelöffel Senfpulver über gekochten Brokkoli, um die Umwandlung von Glucoraphanin in SFN zu reaktivieren. Senfkörner enthalten eine widerstandsfähigere Isoform von Myrosinase. Studien haben ergeben, dass die Zugabe von gemahlenen Senfkörnern die Bildung von SFN in hitzebehandeltem Brokkoli deutlich steigert.

Kreuzblütler können die Verfügbarkeit bestimmter Enzyme im Körper erhöhen, insbesondere von CYP1A1 und CYP1A2 (siehe S. 96). Studien zeigen, dass sie die Aktivität dieser Enzyme um 20 bis 40 Prozent steigern und so den Östrogenabbau im Körper verbessern können.

KREUZBLÜTLERGEMÜSE FÜR DIE LEBER:

Brokkoli	Pak Choi
Blumenkohl	Rosenkohl
Grünkohl	Meerrettich
Rettich	Brunnenkresse
Radieschen	Chinakohl
Weißkohl	Wasabi

PRIORISIERE OMEGA-3 VOR OMEGA-6

Omega-3 und Omega-6 sind essenzielle Fettsäuren, die der Körper nicht selbst herstellen kann und über die Nahrung aufnehmen muss. Omega-3 unterstützt Herz, Gehirn und Stoffwechsel, während Omega-6 Energie liefert. Der Unterschied liegt in der chemischen Struktur. Die letzte Doppelbindung befindet sich an unterschiedlichen Stellen: drei beziehungsweise sechs Kohlenstoffatome vom Ende entfernt. Das Verhältnis dieser beiden Fette ist wichtig für die Hormongesundheit; zu viel Omega-6 kann Entzündungen fördern.

Um chronische Entzündungen zu reduzieren und die Hormongesundheit zu unterstützen, solltest du auf den Omega-3-Spiegel achten. Ein gesundes Verhältnis von Omega-6- zu Omega-3-Fettsäuren liegt bei 4:1 oder darunter. In typischen westlichen Ernährungsweisen verschiebt sich dieses Verhältnis jedoch häufig auf 20:1 oder mehr! Dies ist auf den übermäßigen Einsatz von Omega-6-reichen Pflanzenölen in der Lebensmittelindustrie, sowie einen mangelnden Konsum von Omega-3-Quellen zurückzuführen.

NIMM MEHR OMEGA-3-REICHE LEBENSMITTEL ZU DIR WIE:

- Fetter Fisch
- Fleisch von Weidetieren
- Algen
- Walnüsse
- Leinsamen
- Chiasamen

Vor allem tierische Omega-3-Quellen wie fetter Fisch liefern die aktiven Formen EPA und DHA, die der Körper benötigt. Deshalb sind Fischsorten wie Lachs, Makrele, Sardellen, Sardinen und Hering so wertvoll. Diese Omega-3-Fettsäuren helfen, den Fettgehalt der Ernährung auszugleichen und Entzündungen vorzubeugen und zu reduzieren.

ENTSCHEIDE DICH FÜR BIO

Greife, wenn möglich, zu Bio-Lebensmitteln, insbesondere bei Obst und Gemüse. Nicht-biologische-Lebensmittel werden häufig mit endokrin wirksamen Chemikalien und Pestiziden behandelt.

Die Environmental Working Group (EWG), eine gemeinnützige Organisation in den USA, die sich für den Schutz der menschlichen Gesundheit und der Umwelt einsetzt, testet jährlich 46 Lebensmittel auf Pestizide. 2024 identifizierte die EWG folgende zwölf Lebensmittel mit den höchsten Pestizidrückständen.

MIT PESTIZIDEN BELASTETES OBST UND GEMÜSE:

- Erdbeeren
- Spinat
- Grünkohl, Blattkohl und Senfblätter
- Weintrauben
- Pfirsiche
- Birnen
- Nektarinen
- Äpfel
- Paprika und Peperoni
- Kirschen
- Heidelbeeren
- Grüne Bohnen

Leider wird nicht alles Obst und Gemüse in Bio-Qualität angeboten, und auch die Kosten können ein Hindernis darstellen. Doch selbst wenn du nichtbiologische Produkte kaufen musst, ist nicht alles verloren. Übergieße Obst und Gemüse im Spülbecken mit einem Teelöffel Natron auf zwei Tassen kaltes Wasser. Lass die Natronlösung etwa zehn Minuten einwirken und spüle anschließend alles gründlich unter fließendem Wasser ab. Dadurch sollten alle Pestizidrückstände entfernt werden. Schälen kann ebenfalls helfen.

GESUNDE ERNÄHRUNG FÜR SCHÖNE HAUT

Wie jeder Teenager nur zu gut weiß, spielen Hormone eine wichtige Rolle für die Gesundheit und das Aussehen unserer Haut, und jedes Ungleichgewicht kann deutlich sichtbare Auswirkungen haben. Östrogen kann beispielsweise die Elastizität, Dicke und den Kollagengehalt der Haut beeinflussen. Testosteron kann Akne begünstigen.

Um deine Haut zu unterstützen, solltest du möglichst viele gesunde Fette wie Olivenöl, fetten Fisch, Nüsse und Samen, Vitamin-E-reiche Lebensmittel wie Avocados und Vitamin-A-reiche Lebensmittel wie Karotten und Kürbis essen. Und natürlich ist der beste erste Schritt, die Haut gut mit Feuchtigkeit zu versorgen, viel Wasser zu trinken – sechs bis acht Gläser pro Tag.

HILFE BEI HORMONELL BEDINGTER AKNE

Akne, eine chronisch-entzündliche Hauterkrankung der Talgdrüsenfollikel, ist eine der häufigsten Hauterkrankungen. Sie wird typischerweise durch Entzündungen und einen hohen Androgenspiegel verursacht. Die Werte der Androgenhormone Testosteron- und DHEA-S dienen oft als Marker für den Schweregrad der Akne. Schlafmangel und Stress können Akne deutlich verschlimmern, da sie die Cortisolproduktion erhöhen, was wiederum Entzündungen und eine erhöhte Talgproduktion in der Haut begünstigen kann.

Akne tritt in der Regel häufiger bei Teenagern auf, kann aber tatsächlich in jedem Alter vorkommen. Wenn du neben übermäßigem Haarausfall oder Haarwachstum auch unter Akne leidest, könnte es helfen, den DHT-Spiegel zu senken. Während Testosteron und DHT eindeutig eine Rolle bei der

Entstehung von Akne spielen, wird die Rolle von Östrogen noch erforscht.

Akne hat selten nur eine einzige Ursache. Neben Hormonen spielt auch die Genetik eine große Rolle. Man kann nach solchen Ursachen suchen, aber die Akne kann immer auch ein natürlicher Teil des Hormonanstiegs in der Pubertät sein. Auch in schweren Fällen solltest du nicht verzweifeln und eine medizinische Fachkraft aufsuchen, die auf die Behandlung von Akne spezialisiert ist.

AKNE UND 5-ALPHA-REDUKTASE-HEMMER

Um die mit DHT verbundenen Körpersysteme zu beruhigen, kannst du folgende Lebensmittel zu dir nehmen. Sie können die Umwandlung von Testosteron in DHT durch das Enzym namens 5-Alpha-Reduktase verlangsamen.

ALPHA-REDUKTASE-HEMMER:

Gemahlener Leinsamen	Grüner Tee
Kurkuma	Zwiebeln
Kokosöl	Kürbiskerne

WAS IST MIT MILCHPRODUKTEN?

Milchprodukte können eine hervorragende Quelle für Protein, Kalzium und Jod sein, aber was die Hormongesundheit betrifft, solltest du mit dem Konsum zurückhaltend sein. Wenn du Hautprobleme wie Akne, Ekzeme oder Schuppenflechte hast, bei dir PCOS diagnostiziert wurde oder du nach dem Verzehr von Milchprodukten Blähungen bekommst, solltest du versuchsweise Milchprodukte reduzieren und beobachten, ob du dich besser fühlst. Gegebenenfalls könnte es helfen, Kuhmilch durch eine Nussmilchalternative zu ersetzen. Sei aber vorsichtig mit Hafermilch, da diese viel Zucker enthalten kann. Reduziere deinen Käsekonsum und beschränke dich auf eine kleine Menge Joghurt oder Kefir ein- bis zweimal pro Woche.

Übermäßiger Milchkonsum kann entzündungsfördernd wirken. Milch enthält außerdem den Insulinähnlichen Wachstumsfaktor IGF-1 r (IGF-1), ein Hormon, das in höheren Mengen insulinähnliche Wirkungen entfalten kann. Das in Milchprodukten enthaltene A1-Protein Casein wirkt besonders entzündungsfördernd auf den Darm und beeinflusst die die Zeit, die Nahrung für die Verdauung im Verdauungstrakt benötigt, negativ.

Wenn du nach der Reduzierung von Milchprodukten eine Verbesserung feststellst, bleibe bei geringen Mengen Joghurt, Hüttenkäse und Parmesan und tausche die Milch gegen hochwertige Sojamilch oder Nussmilch aus. Wenn du deine Smoothies mit Proteinpulver ergänzt, empfehle ich, ein hochwertiges veganes Proteinpulver zu verwenden

HOCHVERARBEITETE LEBENSMITTEL

Die meisten Lebensmittel werden in irgendeiner Form verarbeitet, etwa durch Kochen. Es besteht jedoch ein großer Unterschied zwischen einer selbst gekochten Mahlzeit und den hochverarbeiteten Lebensmitteln, die heute in einem beispiellosen Ausmaß die Supermarktregale füllen. Diese Lebensmittel durchlaufen umfangreiche Herstellungsprozesse und sind voller Chemikalien, die die Gesundheit und die Funktion des Hormonhaushalts schädigen können.

Es lohnt sich auch, Lebensmittel mit ungewöhnlich langer Haltbarkeit zu vermeiden, da diese ein Hinweis auf die Verwendung zusätzlicher Prozesse oder Konservierungsstoffe sein kann. Generell empfehle ich, den Konsum von Frühstücksflocken, billigem Aufschnitt oder hochverarbeitetem Fleisch, Brot, Süßigkeiten, Kuchen, Keksen und Fertiggerichten zu minimieren, um nur einige Beispiele zu nennen.

Hochverarbeitete Lebensmittel sind oft kaum noch zu erkennen. Sie verstecken sich zunehmend auch in veganen Produkten, Nussmilch und Kindersnacks. Diese Lebensmittel können Entzündungen und Gewichtszunahme fördern und Darm, Blutfette und Immunsystem schädigen. Sie können auch Krankheiten wie Typ-2-Diabetes und Krebs verursachen. Wir können ihnen nicht ganz entgehen – ich habe nach wie vor Fischstäbchen im Gefrierschrank und genieße ab und zu ein Mandelcroissant. Entscheidend ist nicht der

Einzelfall, sondern das, was wir überwiegend tun. Selbst kochen und genau wissen, was in den Mahlzeiten steckt, trägt dazu bei, die Gesundheit zu schützen.

HOCHVERARBEITETE LEBENSMITTEL VERMEIDEN

Der einfachste Weg, hochverarbeitete Lebensmittel zu vermeiden, besteht darin, Mahlzeiten selbst zuzubereiten und dabei biologische und hochwertige Zutaten zu verwenden. Natürlich geht das nicht mit allen Lebensmitteln, und nur wenige von uns haben die Zeit, täglich ihr eigenes Brot zu backen. Wenn du etwas Verarbeitetes kaufen musst, lies das Zutatenverzeichnis. Achte auf Zutaten, die du nicht kennst. Lebensmittelzusatzstoffe, die ich vermeiden würde, sind:

- Aspartam
- Emulgatoren wie Carboxymethylcellulose (E466) und Polysorbat-80 (E433)
- Transfette
- Dikaliumphosphat, ein synthetischer Säureregulator

DER HALO-EFFEKT

Manchmal täuschen Etiketten von Lebensmitteln vor, man treffe eine gesunde Entscheidung. Der Hinweis auf Protein ist beispielsweise sehr beliebt, um die Verkaufsrate bestimmter Lebensmittel zu steigern, aber bedenke: Zwei Eier liefern genauso viel Protein wie ein Proteinriegel.

Auch in meinem Vorratsschrank finden sich viele verarbeitete Lebensmittel wie Bio-Tofu, Tempeh und Parmesan. Aber sie zählen nicht zu den stark verarbeiteten Produkten. Der Unterschied ist vergleichbar mit dem zwischen einem Halbmarathon und einem Ultramarathon.

Bei der hormonell gesunden Ernährung geht es nicht darum, die kalorienärmste Option zu wählen – ein fettarmer, aromatisierter Joghurt hat vielleicht weniger Kalorien als ein vollfetter griechischer Joghurt, ist aber wahrscheinlich deutlich stärker verarbeitet und kann daher zu Problemen für das Hormonsystem führen.

DIE GROSSE KALORIENDEBATTE

Denk daran: Du isst Nahrung – keine Kalorien. Portionskontrolle und Energiereduzierung können notwendige Maßnahmen sein, aber wenn du dem Körper Kalorien entziehst, die er benötigt, wird dein Hormonhaushalt geschädigt. Faktoren wie Darmgesundheit, Stoffwechsel sowie Insulin- und Cortisolspiegel beeinflussen die Art und Weise, wie wir Nahrung verarbeiten. Wenn du die Kalorienzufuhr ständig einschränkst, passt sich der Körper an, indem er den Grundumsatz senkt, um dem Hungern vorzubeugen – ein evolutionärer Überlebensmechanismus. Diese Anpassung des Stoffwechsels ist bei einer eingeschränkten Ernährung stärker ausgeprägt als bei körperlicher Betätigung, was eine nachhaltige Gewichtsabnahme erschwert.

NICHT ALLE KALORIEN SIND GLEICH

Das tägliche Kalorienzählen berücksichtigt weder hormonelle Faktoren, den Insulinspiegel, die Genetik oder das Darmmikrobiom noch den Nährwert von Lebensmitteln. Kalorien sollten als Messgröße nicht ignoriert werden, aber deinen Hormonen zuliebe solltest du dir lieber die Zutaten in Lebensmitteln und ihre Auswirkungen auf ernährungsbedingte Entzündungen ansehen.

Nehmen wir als Beispiel eine Süßkartoffel: Verzehrst du sie gekocht? Lässt du sie nach dem Kochen abkühlen? Verzehrst du sie auf nüchternen Magen? Verzehrst du sie zusammen mit Proteinen, gesunden Fetten und einer Auswahl an buntem Gemüse? Je nachdem, wie du sie zubereitest und was du dazu isst, können die Kalorienverfügbarkeit und die biochemische Reaktion stark variieren, was bedeutet, dass dieselbe Süßkartoffel ganz unterschiedliche Auswirkungen auf dein endokrines System haben kann. 500 Kalorien Donuts haben eine andere Wirkung als 500 Kalorien Lachs mit grünem Blattgemüse und Kichererbsen. Wenn du die falsche Wahl triffst, können Stress und Entzündungen deinen Körper belasten. Sind Insulinresistenz und Nährstoffmangel die Folge, stört das deine Hormongesundheit enorm. Anstatt Kalorien zu zählen, solltest du die Lebensmittel auf deinem Teller zählen, die für die Hormone eine gute Umgebung schaffen.

HORMONGERECHTE ERNÄHRUNG IN JEDEM ALTER

Die ersten drei Säulen der Positiven Methode befassen sich mit verschiedenen Möglichkeiten, die hormonelle Gesundheit mit Ernährung zu verbessern. Hier eine Übersicht über die optimale Ernährungsstrategie, abhängig von den Bedürfnissen des Körpers.

LEBENSPHASE	MÖGLICHE PROBLEME	ZUFUHR ERHÖHEN
PUBERTÄT	erste Periode PMS Verhütung Akne	eisenreiche Lebensmittel entzündungshemmende Lebensmittel Zink Vitamin A und E für die Haut
MENSTRUATIONSZYKLUS	unregelmäßiger Zyklus PCOS PMDD Endometriose	Vitamin D Präbiotika und Probiotika entzündungshemmende Lebensmittel
PRÄKONZEPTION UND SCHWANGERSCHAFT	Unfruchtbarkeit Fehlgeburt	Präbiotika und Probiotika *Lactobacillus* für das vaginale Mikrobiom Vitamin D Antioxidantien Omega-3 Folsäure Protein
POSTPARTAL	Stillen Nährstoffmangel nach der Geburt Energiemangel postpartale Depression	Omega-3 eisenreiche Lebensmittel Magnesium Antioxidantien B-Vitamine
PERIMENOPAUSE	Hitzewallungen Angstzustände Gewichtsschwankungen Stimmungsschwankungen Brain Fog Menstruationsveränderungen	Phytoöstrogene Protein
POSTMENOPAUSE	Knochengesundheit Muskelmasse Gewichtsschwankungen	Kalzium Ballaststoffe

SÄULE DREI
BEWUSST ESSEN
ZUSAMMENFASSUNG

- Iss nicht weniger, sondern gesünder.
- Konzentriere dich nicht ausschließlich auf die Kalorien – berücksichtige den Nährwert der Lebensmittel.
- Kombiniere präbiotische und probiotische Lebensmittel für ein gesundes Darmmikrobiom.
- Unterstützen deine Leber beim Hormonabbau.
- Meide hochverarbeitete Lebensmittel sowie nichtbiologisch angebautes Obst und Gemüse.

Säule Vier
Mehr Bewegung

Es ist sicher nicht nötig, an dieser Stelle ausführlich die Vorteile von Bewegung anzupreisen – wir alle wissen, dass Bewegung die Stimmung, das Energieniveau, den Schlaf und das allgemeine Wohlbefinden verbessert.

Bewegung unterstützt außerdem die hormonelle Balance. Bei Teenagern kann Bewegung helfen, die Periode zu regulieren, Menstruationsbeschwerden lindern und ein gesundes Knochenwachstum fördern. Während der Schwangerschaft kann Bewegung gegen hormonelle Symptome wie Müdigkeit helfen sowie allgemeine Beschwerden lindern, weil sie die Durchblutung fördert. In den Wechseljahren ist Bewegung besonders hilfreich, um Gewichtsveränderungen zu kontrollieren, die Knochen zu stärken und das Risiko von Stürzen und Knochenbrüchen zu verringern. Unabhängig davon ist Bewegung in jeder Lebensphase hervorragend für die psychische Gesundheit, da körperliche Aktivität die Endorphin- und Serotoninproduktion steigert, was zu einer verbesserten Stimmung und Stressreduktion führen kann. Das stärkt dich im Umgang mit Herausforderungen.

Bewegung senkt das Risiko einer Insulinresistenz, baut Muskelmasse auf und erhält die Skelettmuskulatur. Die Skelettmuskulatur – das Gerüst des Skeletts – dient nicht nur der Fortbewegung; sie ist ein Stoffwechselorgan und spielt eine zentrale Rolle im Energie- und Proteinstoffwechsel des Körpers. Es herrscht zunehmend Einigkeit darüber, dass die Muskelmasse ein Indikator für Gesundheit und Lebenserwartung ist.

Bewegung ist eng mit dem Insulin- und Glukosestoffwechsel verbunden. Die Skelettmuskulatur ist ein wichtiges Zielorgan für Insulin, da Glukose dort zuerst gespeichert wird. Je mehr Muskeln du hast, desto mehr Platz ist vorhanden, um Glukose als Glykogen zu speichern, bevor sie als Fett um die Organe und um die Körpermitte herum eingelagert wird. Das bedeutet, dass der Körper den Blutzuckerspiegel effizienter regulieren kann und du weniger Energietiefs erlebst.

Je robuster die Skelettmuskulatur, desto stärker ist das Gerüst für die Knochen. Wenn die Knochendichte im späteren Leben abnimmt, ist dies von besonderer Bedeutung. Mit dem Einsetzen der Wechseljahre beginnt auch die Skelettmuskelmasse und -kraft zu schwinden. Es gibt Belege dafür, dass eine östrogenbasierte Hormonersatztherapie die Skelettmuskelmasse und -kraft deutlich verbessern kann.

BEWEGUNG IN JEDER LEBENSPHASE

Allgemein wird empfohlen, sich mindestens 2,5 Stunden pro Woche mäßig bis intensiv zu bewegen, was etwa 20 Minuten pro Tag entspricht.

Empfehlenswert ist eine Mischung aus:

Cardiotraining Dazu gehört alles, was den Puls erhöht und dich ins Schwitzen bringt wie Radfahren oder Laufen.

Krafttraining Dabei setzt du Trainingsgeräte, freie Gewichte oder das eigene Körpergewicht ein, um Kraft aufzubauen.

Low Impact Training Mäßige Bewegung wie Gehen, Yoga und Pilates fördern die Herz-Kreislauf-Gesundheit und unterstützen das Krafttraining.

LOS GEHT'S!

Vielleicht fällt es dir schwer, im Alltag Sport zu treiben, vielleicht bist du eine erfahrene Läuferin. In beiden Fällen kann es hilfreich sein, einen Trainingsplan aufzustellen, der die verschiedenen Trainingsarten – Cardio-, Kraft- und Low Impact Training – kombiniert. Die richtige Kombination für ein effektives Bewegungsprogramm zu finden, ist eines der wertvollsten Dinge, die du für die Hormone, deine allgemeine Gesundheit und ein gutes Leben tun kannst.

Wie so viele Millennials bin ich in einer Zeit aufgewachsen, in der Fasten und intensives Cardiotraining üblich waren. Zur Hochzeit meiner PCOS-Erkrankung und bevor die Endometriose das Stadium 4 erreichte, trainierte ich für einen Halbmarathon und lief dabei oft lange Strecken im Fastenzustand. Das war verheerend für meinen Cortisolspiegel, aber ich war überzeugt, dass es die beste Trainingsmethode war.

Die Theorie hinter Ausdauertraining im nüchternen Zustand lautet, dass ein niedriger Glykogenspiegel den Körper dazu veranlasst, Fett anstelle von Kohlenhydraten als Energiequelle zu nutzen. Aber unsere Fähigkeit, Fett zu verbrennen, basiert nicht auf einem Szenario von Minute zu Minute oder von Stunde zu Stunde. Die Funktionen des Körpers basieren auf gesunden Gewohnheiten, die langfristig umgesetzt werden. Heute weiß ich, dass Energie aus Nahrung für Sport und einen gesunden und nachhaltigen Muskelaufbau und -erhalt unerlässlich ist.

BEWEGUNG UND ERNÄHRUNG

Bewegung am Morgen, bevor der Tag richtig losgeht, macht munter und lässt sich oft gut einschieben. Außerdem kann sie Hormone freisetzen, die die innere Uhr positiv beeinflussen, da der Cortisolspiegel morgens natürlicherweise höher ist. Am Abend kann zu viel Anstrengung den Cortisolspiegel erhöhen, obwohl er eigentlich sinken und der Körper sich auf die Schlafenszeit vorbereiten sollte.

BEWEGUNG NACH DEM ESSEN

Der beste Weg, den Körper zu unterstützen, den Blutzucker zu regulieren und die Kraft der Hormone zu nutzen, ist Bewegung und Muskelaufbau nach dem Essen. Der Körper verwertet dann die zugeführten Nährstoffe sowie die produzierte Glukose und das Insulin. Das unterstützt den Abbau von Fett und den Aufbau von Skelettmuskelmasse. Bewegung hilft, Glukose aus dem Blut in die Zellen zu transportieren. Denn Muskelkontraktionen sind der einzige Zeitpunkt, zu dem Zellen Glukose zur Energiegewinnung aufnehmen können, ohne dass der Körper Insulin ausschütten muss. Dadurch bleibt das Insulin reaktiv, das heißt, die Zellen sprechen weiterhin gut darauf an. Langfristig bedeutet das eine bessere Insulinempfindlichkeit.

Bewegung muss nicht immer intensiv sein. Plane an mindestens drei Tagen pro Woche einen flotten Spaziergang nach dem Frühstück, Mittag- oder Abendessen ein. 30 Minuten zügiges Gehen nach dem Essen verbessert die glykämische Reaktion nachweislich, aber auch 15 oder 20 Minuten können Wunder wirken. Es ist außerdem eine

BEWEGUNG FÜR DIE HORMONE

In bestimmten Lebensphasen oder bei hormonbedingten Gesundheitsproblemen kann die ein oder andere Bewegungsform besonders hilfreich sein.

LEBENSPHASE ODER PROBLEM	EMPFOHLENE BEWEGUNG	BEGRÜNDUNG
PUBERTÄT	Stärke Knochen und Herz durch Ballsportarten, Leichtathletik und Tanzen.	In dieser Phase schnellen Wachstums kann Bewegung helfen, die Periode zu regulieren und Menstruationsbeschwerden zu lindern, und die Knochenentwicklung unterstützen.
MENSTRUATIONS-ZYKLUS	Passe das Training an den Zyklus an. Führe während der Periode und bei PMS ein erholsames, leichtes Training durch und trainiere während des Eisprungs und in der Follikelphase (6.–14. Tag) intensiver.	Bewegung bietet dank stimmungsaufhellender Endorphine eine natürliche Möglichkeit PMS zu lindern. Die Anpassung des Trainings an den Zyklus kann das Training optimieren.
PCOS	Kombiniere Krafttraining mit erholsamen (restorativen) Übungen.	Krafttraining steigert die Insulinempfindlichkeit, indem es das Muskelwachstum fördert. Restorative Bewegung hilft, den Cortisolspiegel zu senken.
STRESS UND BURN-OUT	Kombiniere restorative Übungen mit Entschleunigung, baue lange Spaziergänge und Yoga in dein Bewegungsprogramm ein.	Entschleunigung durch restorative Bewegungsformen kann das Nervensystem beruhigen.
KINDERWUNSCH UND SCHWANGERSCHAFT	Entdecke restoratives Yoga und Pilates für Schwangere. Setze Cardio- und Hochintensives Intervalltraining nur fort, wenn dein Körper bereits gut daran gewöhnt ist.	Leichte Bewegung während der Schwangerschaft kann die Stimmung aufhellen, das Risiko von Schwangerschaftsdiabetes verringern und eine schnellere Genesung sowie das allgemeine Wohlbefinden fördern.
POSTPARTAL	Absolviere ein Beckenbodentraining und steigere die Intensität deines Bewegungsprogramms schrittweise von Übungen mit geringerer Belastung bis zu Übungen mit höherer Belastung.	Schwangerschaft und Geburt können den Beckenboden schwächen. Daher ist es wichtig, schrittweise Kraft aufzubauen und dem Körper Zeit zur Heilung zu geben, bevor wieder intensivere Aktivitäten aufgenommen werden.
PERIMENOPAUSE UND MENOPAUSE	Funktionelles Krafttraining zur Verbesserung der Knochendichte und Muskelmasse, Pilates für die Beweglichkeit und Yoga für die Flexibilität.	Achte auf Muskelmasse, Knochendichte und Flexibilität, um das Verletzungsrisiko zu verringern und die Gesundheit während der Wechseljahre zu unterstützen.
POSTMENOPAUSE	Gewichtstragende Übungen, zügige Spaziergänge und weniger belastende Übungen wie Wassergymnastik zur Gelenkpflege.	Gewichtstragende und gelenkschonende Übungen unterstützen die Knochendichte und Muskelgesundheit und wirken den Folgen des sinkenden Östrogenspiegels entgegen.

gute Gelegenheit, an die frische Luft zu kommen, das volle Lichtspektrum zu genießen und die innere Uhr zu stärken (siehe Säule Fünf auf S. 184). Bewegung nach dem Essen reguliert den Blutzuckerspiegel und reduziert Stress (siehe Säule Sechs auf S. 195).

BEWEGUNG FÜR DIE STIMMUNG

Mehr Bewegung ist ein Endorphin-Booster. Endorphine sind körpereigene Schmerzmittel, die bei Verletzungen sowie bei positiven Erlebnissen – wie etwa beim Sport – freigesetzt werden und die Stimmung sowie das allgemeine Wohlbefinden steigern. Studien zeigen, dass Sport psychische Symptome wie Depressionen und Angstzustände lindern sowie die allgemeine Belastbarkeit fördern kann.

NACH BALANCE STREBEN

Früher habe ich nach dem Mantra »Alles oder nichts« trainiert, aber dieser Ansatz kann sich äußerst kontraproduktiv auf die Hormone auswirken. Hast du schon einmal mit intensivem Training im Januar versucht, alle Partys im Vorjahr wettzumachen? Auf lange Sicht sind kurze, heftige Trainingseinheiten eher nicht von Nutzen. Bei Frauen kann zu viel Hochintensives Intervalltraining (HIIT) zu Hormonstörungen führen und bei Überbelastung sogar die Stressreaktion über die HHN-Achse dysregulieren (siehe S. 56).

Studien haben gezeigt, dass nach intensiven Trainingseinheiten verstärkt anabole Hormone – Wachstumshormone – ausgeschüttet werden. Eine Studie aus dem Jahr 2002 kam zu dem Schluss, dass intensive körperliche Belastung bei weiblichen Probanden im Alter zwischen 19 und 69 Jahren die Spiegel von Östradiol, Testosteron, DHEA und Wachstumshormonen erhöhen kann. Dieser Hormonanstieg baut Muskeln auf, steigert die Ausdauer und verbessert die Fitness – muss aber durch ausreichende Ruhezeiten ausgeglichen werden!

Ausdauertraining kann sich sogar negativ auf Hormone und Körper auswirken. Marathonläufe und andere Extremwettkämpfe sind nicht gut für die Hormongesundheit. Das American College of Sports Medicine (ACSM) verwendet den Begriff »Athletinnen-Trias«, um das Zusammenspiel von drei Funktionsstörungen zu beschreiben, die insbesondere bei intensivem Ausdauertraining auftreten können: Essstörungen, Menstruationsstörungen und Osteoporose.

Um in Balance zu bleiben, solltest du die Endorphinproduktion steigerndes Cardio- und/oder Krafttraining mit erholsameren Trainingsformen kombinieren. Wenn die Beruhigung des Nervensystems oberste Priorität hat oder du dich von Angst oder Stress überwältigt fühlst, verlangsame die Aktivität: Gehe, anstatt zu laufen. Tanze zu einer ruhigeren Musik. Führe die Wiederholungen beim Krafttraining langsamer aus oder verwende leichtere Gewichte. Sobald sich das Nervensystem gut versorgt fühlt, kannst du einen Gang höher schalten.

DAS MAXIMUM HERAUSHOLEN

Neben vielen anderen Vorteilen, die Bewegung hat, trägt sie zu einem guten Körpergefühl bei, steigert den Energieverbrauch, verbessert die Herz-Kreislauf-Gesundheit und baut Muskelmasse auf. Finde ein Trainingsprogramm, das deinen Bedürfnissen entspricht und mit dem du dich wohlfühlst. Und vergleiche deine persönliche Wahl nicht mit der anderer.

Wenn du Sport als überfordernd, unangenehm oder sogar beängstigend empfindest, bist du damit nicht allein. Das ist zum Teil auf zusätzliche Hürden zurückzuführen, denen Frauen sich beim Sport ausgesetzt fühlen. Daten aus Großbritannien zeigen, dass 48 Prozent der Frauen, die keinen Sport treiben, dies tun, weil sie sich »nicht fit genug« fühlen (obwohl das ein Grund mehr wäre, es auszuprobieren!). 45 Prozent gaben an, wegen ihres Körpers unsicher zu sein, und 40 Prozent befürchteten, »nicht gut genug« zu sein.

Das Wichtigste an körperlicher Aktivität ist der Spaß daran. Wenn du HIIT magst, kombiniere es zur Erholung mit Yoga. Buche keine Bootcamp-Session um 5 Uhr morgens im matschigen Parkgelände (es sei denn, das bringt deine Endorphine in Wallung), sondern tu etwas, worauf du dich freust, sei es ein Spaziergang in der Natur oder Yoga zu Hause vor dem Zubettgehen. Vielleicht musst du verschiedene Aktivitäten ausprobieren, um zu sehen, was dir guttut.

Hier sind ein paar Ideen für den Anfang.

SPAZIERENGEHEN

Ob in der Natur oder in der Stadt: Spazierengehen ist eine der besten Möglichkeiten, sich zu bewegen, besonders wenn du den ganzen Tag am Schreibtisch arbeitest. Versuche, täglich eine für dich passende Schrittzahl zu erreichen, egal ob 6000 oder 10000. Wenn du viel sitzt, investiere in ein Stehpult oder ein Laufband unter dem Schreibtisch, um die Schrittzahl zu steigern. Wie bereits erwähnt, ist ein Spaziergang nach dem Essen auch eine gute Möglichkeit, den Blutzuckerspiegel auszugleichen und den Hormonhaushalt zu unterstützen.

KRAFTTRAINING

Wie wichtig die Skelettmuskulatur ist, haben wir bereits besprochen. Krafttraining ist der beste Weg, um sie zu erhalten. Du musst keine Kraftsportlerin werden, um die Vorteile von Gewichtheben und Kraftaufbau zu spüren. Je stärker du bist, desto besser kannst du deine Hormone und deinen Körper insgesamt unterstützen.

Beginne das Krafttraining mit leichten Gewichten, zum Beispiel kleinen Wasserflaschen, und steigere dich dann zu schwereren Hanteln. Auf YouTube findest du viele Anleitungsvideos, aber ich empfehle auch den Besuch von Kursen im Fitnessstudio oder sogar ein bis zwei Trainingseinheiten mit einem Personal Trainer. Ein Profi kann deine Technik überprüfen und sicherstellen, dass du das Beste aus deinem Training herausholst.

Krafttraining bietet die Möglichkeit, sich schrittweise zu steigern. Das Erfolgsgefühl ist unübertroffen!

CARDIO

Cardiotraining kann sich positiv auf den Hormonhaushalt auswirken, indem es den Serotoninspiegel erhöht und den Östrogenstoffwechsel unterstützt. Regelmäßiges Cardiotraining fördert zudem das Wachstum nützlicher Bakterien und kurzkettiger Fettsäuren, verbessert die Darmgesundheit und schafft ein angenehmeres Umfeld für die Hormone.

LAUFEN

Laufen ist ein gutes Cardiotraining, das das Herz stärkt und die Durchblutung fördert. Dadurch sinkt das Risiko für Herzkrankheiten, Schlaganfälle und Bluthochdruck.

Achte auf gutes Schuhwerk, einen stützenden Sport-BH und reflektierende Kleidung. Viele Sportgeschäfte bieten einen kostenlosen Service an, bei dem dein Laufstil überprüft wird. Das kann hilfreich sein, besonders, wenn du gerade erst anfängst. Lauf-Apps sind eine tolle Möglichkeit, sich zu motivieren, wie auch die Suche nach einem Laufpartner.

Trage Sonnencreme mit ausreichendem Lichtschutzfaktor für deinen Hauttyp auf, tanke vor dem Laufen Energie und steigere dich langsam. Alles ist ein guter Anfang, und wenn es sich nur um 30 Sekunden Joggen, gefolgt von einem flotten, fünfminütigen Spaziergang, handelt!

Eine gute Playlist ist auch motivierend. Falls du Inspiration brauchst: Ich habe auf Spotify eine erstellt, die »The Positive Method Move More« heißt.

TANZEN

Vom Club über den Ball bis zur Küche – Tanzen gehört zu meinen Lieblingsbeschäftigungen. Es stärkt das Gedächtnis und bietet viele Vorteile für die psychische Gesundheit. Eine Studie ergab, dass Tanzen die effektivste Form der Bewegung gegen Depressionen ist. Jeder, der gerne tanzt, weiß, warum das so ist – das Gefühl von Freiheit und Freude ist einmalig. Tanze solo zu deiner Lieblingsmusik oder versuche es mit einem Tanz-Work-out auf YouTube. Tanzen fördert auch das soziale Miteinander. Wer beides verbinden möchte, ist in einem Tanzkurs oder auf einer Tanzveranstaltung richtig.

RADFAHREN

Radfahren schont die Gelenke. Daher ist es die bessere Option, wenn du schwanger oder in den Wechseljahren bist oder einfach deine Knochen schonen möchtest. Heimtrainer können während der Schwangerschaft besonders hilfreich sein und bieten zusätzliche Sicherheit. Spinning-Kurse im Fitnessstudio bieten mitreißende Musik und koordinierte Bewegungen, das kann die Laune zusätzlich heben und Ängste verringern.

REBOUNDING

Rebounding ist ein Fitness-Training, das auf einem kleinen Trampolin durchgeführt wird. Es fühlt sich nicht nur so an, als würde man die gesamte negative Energie des Tages abschütteln, sondern wird auch von der Wissenschaft als eine fantastische Bewegungsform anerkannt. Es stärkt Beckenboden, Gleichgewicht, Koordination, Lymphe und Knochen und gilt als hervorragendes Training für Frauen nach der Menopause.

REGENERATIVES TRAINING

Bei hormonellen Veränderungen – sei es ein Progesteronanstieg vor der Menstruation oder ein Cortisolspitzenwert in einer stressigen Phase – kann regeneratives Training äußerst heilsam und ausgleichend wirken. Regelmäßiges regeneratives Training wie Yoga und Pilates verbessert die Insulinempfindlichkeit, indem es Stress reduziert und einen effizienten Glukosestoffwechsel fördert. Yoga verbessert die Durchblutung, was die Funktion der Schilddrüse unterstützen kann. Pilates hingegen eignet sich hervorragend zur Verbesserung der Beckenausrichtung und zur Unterstützung des Beckenbodens und ist daher eine ausgezeichnete Option für Schwangere, Frauen nach der Geburt und Frauen in den Wechseljahren.

Regeneratives Training kann auch schweißtreibend sein. Dynamisches Yoga kombiniert Cardio mit erholsameren Elementen. Ähnlich verhält es sich mit Pilates, das oft Krafttrainingselemente unter Einsatz des eigenen Körpergewichts einschließt. Achte darauf, wie du dich dabei fühlst. Scheue dich nicht, in einer Gruppen dein eigenes Ding durchzuziehen – konzentriere dich auf dich selbst und achte nicht darauf, was andere tun.

SÄULE VIER
MEHR BEWEGUNG
ZUSAMMENFASSUNG

- Es ist nie zu spät, mit Sport anzufangen.
- Finde einen Sport, der dir Spaß macht.
- Steigere dich in kleinen Schritten, um Kraft, Fitness und Flexibilität zu verbessern.
- Nutze Bewegung, um die Stimmung zu heben, Stress abzubauen und eine Verbindung zu deinem Körper herzustellen.
- Tanke vor dem Training Energie und bewege dich nach dem Essen.
- Muskel- und Kraftaufbau in späteren Jahren verbessert die Insulinempfindlichkeit sowie die Herz-Kreislauf-Gesundheit.

Säule Fünf
Besser schlafen

Schlaf ist wichtig für die Gesundheit. Der zirkadiane Rhythmus – der 24-Stunden-Zyklus, der viele Prozesse in unserem Körper steuert – ist der Taktgeber für die Hormone, und dieser Rhythmus ist nur so gut wie die Signale, die wir ihm geben. Nachdem du weißt, wie du deine Ernährung verbessern kannst und wie wichtig Bewegung ist, beschäftigen wir uns nun mit deinem Schlaf. Wenn er oder die innere Uhr gestört ist, funktionieren auch die Hormone nicht planmäßig.

CORTISOL-AUFWACHREAKTION

Cortisol (siehe S. 56) ist das beste Beispiel dafür, wie sich diese Störung auf den Körper auswirkt. Wenn die Cortisol-Aufwachreaktion nicht optimal funktioniert, bist du morgens träge und kommst nur schwer aus dem Bett. Dies kann ein Zeichen für Stress, Schlafmangel oder sogar Burn-out sein. Die Cortisol-Aufwachreaktion ist ein Prozess, mit dem der Körper auf den Wachzustand vorbereitet wird (siehe S. 64).

Der anderen Extremfall wäre, dass der Cortisolspiegel morgens zu stark ansteigt. Das könnte auf Angstzustände, übermäßigen Koffeinkonsum am Morgen oder auch auf einen Eisprung hinweisen (siehe S. 49). Während des Eisprungs kann die Cortisol-Aufwachreaktion größer sein als zu anderen Zeiten im Zyklus. Möglicherweise bist du dann gleich nach dem Aufwachen ungewöhnlich munter.

So verbesserst du deinen zirkadianen Rhythmus, die Cortisol-Aufwachreaktion und die Schlafqualität:

- Erinnere deinen Körper daran, dass es Morgen ist, indem du Tageslicht in den Raum lässt.
- Fördere die Melatoninproduktion am Abend.
- Etabliere eine Morgen- und eine Abendroutine.

Kennst du das benommene Gefühl nach einem Langstreckenflug, wenn du nicht weißt, ob es Zeit zu frühstücken oder zum Zubettgehen ist? Eine gestörte innere Uhr ist wie ein permanenter Jetlag für die Hormone. Wenn die Hormone nicht wissen, in welchem Zeitabschnitt der Körper sich befindet, fällt es ihnen schwer, Funktionen in der richtigen Reihenfolge auszuführen. Deshalb ist es wichtig, den Körper regelmäßig durch Routine und Lichteinwirkung an die Zeit zu erinnern.

DARUM IST GUTER SCHLAF WICHTIG

Für erholsamen Schlaf gibt es kein Patentrezept. In manchen Lebensphasen bekommt man weniger Schlaf, beispielsweise durch Arbeit, Neugeborene oder Hitzewallungen in den Wechseljahren. Der Schlaf verändert sich im Laufe des Lebens, aber keine Panik – egal, in welcher Lebensphase du dich befindest, es gibt Wege, sich anzupassen.

Menge und Qualität unseres Schlafs haben Auswirkungen auf die Gesundheit. Melatonin, Cortisol, Adrenalin, Östrogen, Testosteron, Progesteron, Leptin und Ghrelin beeinflussen den Schlaf und umgekehrt kann Schlaf den Hormonhaushalt beeinflussen.

SCHLAF UND ENERGIE

Wir alle wissen, dass guter Schlaf uns Energie für den Tag gibt. Schlechter Schlaf macht uns jedoch nicht nur müde – Studien zeigen, dass wir dadurch weniger Energie verbrennen. Das kann sich negativ auf den Blutzucker und das Gewichtsmanagement auswirken. Unregelmäßige Schlafmuster können besonders belastend für den Körper sein. Es gibt einen starken Zusammenhang zwischen schlechtem Schlaf aufgrund von Schichtarbeit, Fettleibigkeit und Typ-2-Diabetes.

SCHLAF UND GLUKOSEREGULATION

Schlaf hat großen Einfluss auf den 24-Stunden-Rhythmus des Blutzuckerspiegels. Je schlechter wir schlafen, desto schlechter kann der Körper den Blutzuckerspiegel regulieren. Eine Zoe-Studie aus dem Jahr 2024 ergab, dass früheres Zubettgehen und eine konstante Schlafenszeit die

Regulierung des Blutzuckerspiegels fördern. Alles deutet darauf hin, dass die Glukosetoleranz während des Schlafs um Mitternacht ihren niedrigsten Punkt erreicht. Im weiteren Verlauf der Nacht verbessert sich die Insulinempfindlichkeit langsam, wahrscheinlich aufgrund der verzögerten Wirkung des niedrigeren Cortisolspiegels, der mit dem Einschlafen einhergeht. Am Morgen ist die Insulinempfindlichkeit am höchsten.

Dieser Zyklus funktioniert jedoch nur, wenn du gut geschlafen hast. Ohne ausreichende Erholung hat der Körper Schwierigkeiten, den Blutzuckerspiegel zu regulieren und verliert seinen Rhythmus. Das erhöht das Risiko für Insulinresistenz und Entzündungen.

Menschen, die im Schichtdienst arbeiten, junge Eltern oder Frauen in den Wechseljahren müssen daher gut auf den Blutzuckerhaushalt achten – sie befinden sich in einer Lebensphase, in der ihr Körper empfindlich ist, und möglicherweise nicht so gut mit hohen Blutzuckerwerten umgehen kann. Wenn du im Schichtdienst arbeitest, minimiere auf dem Heimweg die Sonneneinstrahlung, fördere deinen Schlafrhythmus durch Verdunkelungsrollos, eine Schlafmaske und Tageslichtlampen.

SCHLAF UND HUNGER

Warst du nach einer schlechten Nacht schon einmal besonders hungrig? Akuter Schlafmangel senkt den Spiegel des Sättigungshormons Leptin im Blut und erhöht die Konzentration des Hungerhormons Ghrelin. Häufig unterbrochener Schlaf kann zu schlechtem Essverhalten führen, da wir uns, wenn wir müde sind, oft nicht gesund ernähren und zu schnell hochverarbeiteten oder zuckerreichen Lebensmitteln greifen.

SCHLAF IN BESONDEREN LEBENSPHASEN

Bei endokrinen Erkrankungen wie PCOS und hormonellen Veränderungen wie der Perimenopause treten häufig Schlafstörungen auf. Bei Frauen scheinen Schlafstörungen mit dem Alter zuzunehmen. Sie sind im Zusammenhang mit den häufig nachts auftretenden Hitzewallungen tatsächlich ein Hauptmerkmal der Wechseljahre.

Sogar der Menstruationszyklus kann den Schlaf von Monat zu Monat beeinflussen. Schlechterer Schlaf wird mit der prämenstruellen Phase und der Menstruation in Verbindung gebracht und tritt besonders häufig bei Frauen mit PMS oder starken Menstruationsbeschwerden auf. Er ist wahrscheinlich auf einen hohen Progesteronspiegel zurückzuführen.

SCHWANGERSCHAFT UND SCHLAF

Eine Schwangerschaft kann den Schlaf besonders beeinträchtigen. Steigende Progesteron- und hCG-Werte führen häufig zu Schlafstörungen und Schlaflosigkeit. Nutze das rapide Ansteigen des Progesteronspiegels im ersten Trimester, das dich ungewöhnlich schläfrig machen kann. Höre auf deinen Körper und gönne dir Ruhe, du brauchst sie jetzt. Gleichzeitig führt Progesteron zu nächtlicher Schlaffragmentierung und in der Spätschwangerschaft zu einem Anstieg des Oxytocinspiegels. Oxytocin stimuliert die Gebärmuttermuskulatur und löst oft nachts die stärksten Kontraktionen aus. Es ist eines der frustrierendsten Paradoxe der Natur: In einer Zeit, in der wir mehr Schlaf brauchen, hat der Körper es schwerer denn je, ihn zu bekommen!

MUTTERSCHAFT UND SCHLAF

Ein Aspekt des Mutterseins, der mir buchstäblich die Augen öffnete, war der intensive Schlafentzug. Er machte mir eindringlich klar, wie sehr das Wohlbefinden von Schlaf beeinflusst wird. Stell dir vor, welche Auswirkungen das erst auf den Hormonhaushalt hat!

Mutterschaft ist anstrengend, und die Nächte können ein Albtraum sein. Während der Schwangerschaft sorgt die Plazenta dafür, dass der Melatoninspiegel hoch bleibt und im dritten Trimester seinen Höhepunkt erreicht. Studien deuten darauf hin, dass dies mit der antioxidativen und neuroprotektiven Wirkung von Melatonin auf den Fötus zusammenhängt. Nach der Entbindung sinkt der Melatoninspiegel. In dieser Phase musst du den Körper bei der Produktion unterstützen.

Wenn dein Schlaf aufgrund von Kindern, Haustieren oder Angehörigen, die du betreust, zu kurz kommt, konzentriere dich auf Qualität, anstatt auf Quantität. Die Schlafdauer kannst du vielleicht nicht beeinflussen, aber die Schlafqualität kannst du verbessern. Erinnere deinen Körper regelmäßig an die Tageszeit und fördere die Melatoninproduktion am Abend. Je mehr Melatonin und je weniger Cortisol vorhanden ist, desto leichter fällt es dem Körper, nach einer Unterbrechung wieder einzuschlafen. Du profitierst außerdem von den antioxidativen Eigenschaften von Melatonin. Selbst nach einer Nacht mit wenig Schlaf kannst du mit einer guten Morgenroutine die Cortisol-Aufwachreaktion verbessern.

DIE INNERE UHR STEUERN

Unsere innere Uhr sitzt im Hypothalamus – einer biologischen Struktur, die von einer kleinen Gruppe von Neuronen gesteuert wird, dem sogenannten Nucleus suprachiasmaticus (SCN), der tief im Gehirn liegt und als Koordinationszentrum des Körpers fungiert. Der 24-Stunden-Rhythmus

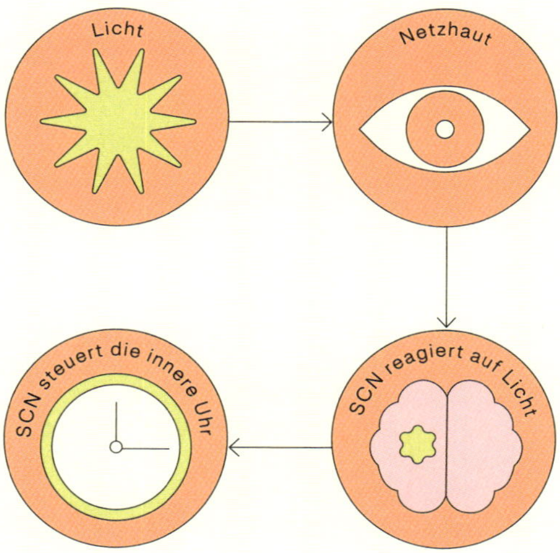

LICHT UND KÖRPERSYSTEME
Licht fällt auf die Netzhaut und sendet Signale an den SCN, der die innere Uhr des Körpers steuert.

bestimmt Schlaf-, Wach- und Hungermuster und ist von grundlegender Bedeutung für die hormonelle Gesundheit. Die innere Uhr hat Zyklen. Geraten sie durcheinander, ist der Körper orientierungslos. Das führt zu einer Abwärtsspirale, die Insulinresistenz, Entzündungen und andere Probleme begünstigt. Die Präzision der inneren Uhr ist immer nur so hoch wie die Signale, die sie empfängt. Die Optimierung dieser Signale ist der Schlüssel zu einer gesunden Umgebung für die Hormone.

AM MORGEN

Guter Schlaf beginnt am Morgen. Das ist eine alte Weisheit. Der Morgen beeinflusst tatsächlich maßgeblich, wie gut du nachts schläfst. Die ersten 30 bis 45 Minuten, in denen der Körper vom Schlaf- in den Wachzustand übergeht – ein Wechsel, bei dem der Melatoninspiegel sinkt und der Cortisolspiegel seinen Höhepunkt erreicht –, sind kostbar. Dieser Übergang gibt den Ton für den Tag an. Der perfekte Zeitpunkt, um die innere Uhr neu einzustellen.

Die Nutzung des gesamten Lichtspektrums ist dabei entscheidend, und das ist nur im natürlichen Tageslicht enthalten. Sobald dieses Licht auf die Netzhaut fällt, stimuliert es den SCN im Gehirn und löst damit eine Hormonkaskade aus, die den Cortisolspiegel anhebt, der für eine gesunde Aufwachreaktion erforderlich ist.

TAGSÜBER

Wenn es um erholsamen Schlaf geht, stehen die Chancen für Frauen oft schlecht – sei es durch die Betreuung eines Neugeborenen, durch Kinder, die zu jeder Tages- und Nachtzeit aufwachen, durch Arbeit, durch Hormonstörungen oder die vielen natürlichen Hormonschwankungen, die im Laufe des Lebens auftreten.

Du hast bereits gehört, wie wichtig es ist, sich gleich nach dem Aufwachen auf eine erholsame Nachtruhe vorzubereiten. Morgenlicht ist der wichtigste Faktor für eine optimale Funktion der Zirbeldrüse. Davon abgesehen ist es aber zu jeder Tageszeit hilfreich, sich im Freien aufzuhalten. Denn Menge und Art des Lichts, dem wir im Laufe des Tages ausgesetzt sind, haben einen erheblichen Einfluss auf die

Aufrechterhaltung des zirkadianen Rhythmus, indem sie die Melatoninproduktion regulieren. Man kann es so formulieren: Je öfter du den Körper tagsüber daran erinnerst, dass es Tag ist, desto besser ist er auf den Schlaf vorbereitet, wenn die Nacht kommt.

Melatonin wirkt in der Dunkelheit, während Cortisol in den ersten 35 Minuten nach dem Aufwachen ansteigt. Unsere Hormone brauchen Routine, ähnlich wie ein Kleinkind, das seinen Schlafrhythmus entwickelt. Eine gute Routine ist entscheidend für guten Schlaf: jeden Tag zur gleichen Zeit aufwachen, essen, zur Ruhe kommen und ins Bett gehen. Um die hormonelle Gesundheit zu unterstützen, kannst du Folgendes ausprobieren:

ABENDS

Reduziere ab etwa 20 Uhr die Belastung durch blaues Licht von Geräten wie Handys, Tablets und Laptops. Blaues Licht bremst die Melatoninproduktion und macht dich wacher. Übermäßige Lichteinwirkung am Abend verwirrt den Körper. Doomscrolling ist daher nicht nur für die psychische Gesundheit schädlich, sondern beeinträchtigt auch den Schlaf. Blaulichtfilterbrillen und Displayschutzfolien sind hilfreich, versetzen dich aber nicht in den Schlafmodus!

Versuche, nach 21 Uhr nichts mehr zu essen oder zu naschen – die innere Uhr wird von der Sonne und von Essgewohnheiten reguliert. Je später du isst, desto wahrscheinlicher arbeitet dein Verdauungssystem genau dann, wenn du eigentlich einschlafen solltest, was sich auf die Schlafqualität auswirkt. Nimm zwischen 19 und 20 Uhr ein ausgewogenes, proteinreiches Abendessen zu dir, das dich den ganzen Abend über sättigt. Wenn du trotzdem Heißhunger bekommst, trinke einen beruhigenden Kräutertee.

Nimm das Handy abends nicht mit ins Schlafzimmer. Lass es ab 20 Uhr an einem anderen Ort aufladen und schau erst wieder morgens nach dem Aufstehen drauf.

SCHLAF UND ERNÄHRUNG

Schlechter Schlaf kann sich negativ auf die Ernährung auswirken. Schlafstörungen erhöhen den Ghrelinspiegel, was zu übermäßigem Essen führen kann. Schlechtes Essverhalten verringert wiederum die Schlafqualität, da es die Produktion von Melatonin aus Tryptophan negativ beeinflusst.

Eine passende Ernährung kann die Melatoninproduktion aber auch fördern und die Schlafqualität verbessern. Melatonin ist ein proteinbasiertes Hormon. Die Aminosäure, aus der Melatonin (siehe S. 75) und Serotonin (siehe S. 73) gebildet werden, ist Tryptophan. Bei Schlafproblemen kann daher eine Ernährung mit tryptophanreichen Lebensmitteln hilfreich sein. Dazu zählen Hülsenfrüchte und Nüsse und in geringeren Mengen auch Obst und Gemüse, die außerdem auch eine natürliche Quelle von Melatonin sind.

SCHLAF UND ANGSTZUSTÄNDE

Seien wir ehrlich: Obwohl es viele Faktoren und hormonelle Schwankungen gibt, die unseren Schlaf beeinflussen, schlafen wir oft genug vor allem deshalb schlecht, weil uns Angst oder Sorgen wach halten. Das kann daran liegen, dass wir für eine Prüfung lernen müssen, in stressigen Jobs arbeiten oder die Kindererziehung mit der Pflege älterer Angehöriger vereinbaren müssen.

Es könnte hilfreich sein, wenn du dir vor dem Zubettgehen ein paar Minuten Zeit nimmst und aufschreibst, was dich beunruhigt. Diese Maßnahme verkürzt nachweislich die Einschlafzeit.

Sei nachsichtig mit dir selbst und setze dich, was das Thema Schlaf angeht, niemals unter Druck. In wichtigen Lebenssituationen kann der menschliche Körper extrem widerstandsfähig sein. Je mehr du tust, um deine Gesundheit ganzheitlich zu unterstützen, desto besser kannst du die Auswirkungen von Schlafmangel ausgleichen. Gesunde Ernährung, mehr Bewegung und Aktivitäten, die Stress aktiv bekämpfen, verbessern auch deinen Schlaf. Das wiederum wird dich in die Lage versetzen, einen ganzheitlich gesünderen Lebensstil zu etablieren.

CHECKLISTE FÜR GUTEN SCHLAF

Guter Schlaf beginnt lange vor dem Zubettgehen. Die Morgensonne erhöht den Cortisolspiegel, Aktivitäten tagsüber sorgen für einen gleichmäßigen Rhythmus und die Melatoninausschüttung am Abend. Ein kühler, ruhiger Schlafraum schafft die Voraussetzungen für tiefe Erholung.

MORGENS

- Lass nach dem Aufwachen Tageslicht an dein Gesicht, damit der Körper merkt, dass es Morgen ist.
- Atme frische Luft. Tritt ans offene Fenster oder auf den Balkon oder gehe spazieren.
- Vermeide in den ersten 30–45 Minuten des Tages den Blick auf Bildschirme. Das kann Stress fördern, weil Bildschirme die Gehirnwellenaktivität beeinflussen.
- Rege nach dem Aufwachen die Cortisolproduktion durch leichte Dehnübungen an.
- Stimulanzien wie Kaffee können den Cortisolspiegel zu stark in die Höhe treiben – trinke deinen Kaffee lieber erst nach dem Frühstück.
- Kaltes Wasser macht munter. Das kann eine kalte Dusche sein, aber kaltes Wasser im Gesicht tut es auch.
- Verwende in den dunklen Wintermonaten morgens eine Tagelslichtlampe.

TAGSÜBER

- Sorge tagsüber so gut es geht für ein vollständiges Lichtspektrum, damit der Körper weiß, dass es Tag ist.
- Vermeide ab Mittag Koffein und achte auf die Reaktion deines Körpers. Wenn die Schlafprobleme andauern, versuche, ganz auf Koffein zu verzichten.

ABENDS

- Reduziere nach 20 Uhr blaues Licht, um eine Störung der Melatoninproduktion zu vermeiden.
- Übermäßig viel Bildschirmzeit vor dem Zubettgehen schadet der Gesundheit und dem Schlaf, vor allem, da blaues Licht eine wach machende Wirkung hat.
- Blaulichtfilterbrillen helfen abends, bereiten den Körper jedoch nicht auf den Schlaf vor.
- Vermeide Essen oder Snacks nach 21 Uhr, um Verdauungsstörungen vorzubeugen und die Schlafqualität zu verbessern.
- Ein ausgewogenes, proteinreiches Abendessen zwischen 19 und 20 Uhr verhindert Heißhungerattacken.
- Trinke Kräutertee, anstatt zu naschen.
- Lade dein Handy außerhalb des Schlafzimmers auf. Schau erst 30 Minuten nach dem Aufwachen wieder drauf.

SCHLAFENSZEIT

- Nimm dir vor dem Zubettgehen Zeit, um abzuschalten und den Körper zur Entspannung anzuregen.
- Trainiere nicht spät abends, da dies den Cortisolspiegel erhöht und der Körper nicht zur Ruhe kommt.
- Verbringe Zeit mit deinen Lieben, lies etwas oder nimm ein beruhigendes Bad, um dich auf den Schlaf vorzubereiten.
- Dimme das Licht und schaffe eine dunkle Schlafumgebung, um die Melatoninproduktion anzukurbeln.
- Verwende eine Augenmaske aus Seide. Seide ist hautfreundlicher als Baumwolle.
- Trinke vor dem Zubettgehen einen beruhigenden Tee mit Passionsblume und Kamille.
- Versuche, dein Nervensystem mit Meditation, weißem Rauschen oder Bittersalz zu beruhigen, um besser zu schlafen.

SÄULE FÜNF
BESSER SCHLAFEN
ZUSAMMENFASSUNG

- Wenn der Alltag deinen Schlaf behindert, konzentriere dich auf Qualität, nicht auf Quantität.
- Hormone wirken am effektivsten, wenn die innere Uhr im Takt ist, und guter Schlaf schafft ein gesundes Umfeld.
- Stell deine innere Uhr neu ein, indem du bei Tageslicht nach draußen gehst.
- Etabliere eine Abendroutine mit beruhigendem Tee, einem Bad oder Atemübungen.
- Fördere die Melatoninproduktion, indem du das Licht dimmst und nach 20 Uhr Bildschirme meidest.
- Nimm mehr Lebensmittel zu dir, die Tryptophan enthalten, aus dem der Körper das Schlafhormon Melatonin produziert.

Säule Sechs
Positiv leben

Wir haben nur ein Leben, und es vergeht schnell. Säule Sechs besteht darin, dass du ab heute positive Maßnahmen ergreifst, um dein Nervensystem zu pflegen.

Hormone und Stimmung stehen in einem engen Wechselspiel: Hormone können die Stimmung beeinflussen – etwa durch Schwankungen während des Zyklus, in der Schwangerschaft oder in den Wechseljahren. Gleichzeitig können anhaltender Stress, negative Emotionen während des PMS oder psychische Belastungen wie postpartale Depressionen die hormonelle Balance stören. So entsteht ein Teufelskreis: Hormonstörungen führen zu Stimmungsschwankungen, und diese verstärken wiederum den hormonellen Stress.

In diesem Kapitel geht es darum, diesen Kreislauf zu durchbrechen. Also, atme tief durch und entspanne dich.

HORMONE UND STRESS

Das Leben stellt uns immer wieder vor Herausforderungen. Zählt man die natürlichen Hormonschwankungen sowie endokrine Störungen wie Endometriose, PCOS, PMS und PMDD (Prämenstruelle dysphorische Störung), eine schwere Form des prämenstruellen Syndroms, hinzu, wird klar, warum Depressionen und Angstzustände unter Frauen so verbreitet sind. Tatsächlich sind die Statistiken alarmierend. Hormonprobleme können uns anfällig für geringes Selbstwertgefühl, Angst und Depressionen machen. Deshalb ist die positive Botschaft dieses Buches und insbesondere Säule Sechs der Positiven Methode so wichtig.

Frauen mit PCOS leiden dreimal häufiger unter Angstzuständen. Niedrige Progesteron- und Serotoninspiegel können Angstzustände fördern, während PCOS-Symptome Selbstwertgefühl und Körperbild beeinträchtigen können. Endometriose erhöht das Risiko von Depressionen und Angstzuständen, was die Schmerzen verstärken kann.

Während der Perimenopause und der Menopause ist das Risiko für Depressionen deutlich erhöht. Dies liegt an

Beschwerden, die die Lebensqualität schmälern, und am sinkenden Spiegel der »Glückshormone«. In der wertvollen, aber auch belastenden Phase nach einer Geburt besteht das Risiko einer postpartalen Depression. Darüber hinaus kann zu jedem Zeitpunkt im Leben eine posttraumatische Belastungsstörung (PTBS) auftreten, die die HHN-Achse dysreguliert und das Risiko für endokrine Störungen erhöht.

Trotz alledem gibt es Möglichkeiten, dein Schicksal selbst in die Hand zu nehmen. So wie sich Erkrankungen durch Ereignisse im Lebens negativ manifestieren können, lässt sich ihre Schwere auch durch positive Maßnahmen in Bezug auf Ernährung und Lebensstil verringern. PCOS beispielsweise ist nicht heilbar, aber seine Ausprägung und die Symptome lassen sich deutlich reduzieren.

Studien zeigen, dass Frauen doppelt so häufig wie Männer unter Depressionen und Angstzuständen leiden. Immer öfter werden diese psychischen Zustände mit Schwankungen der Sexualhormone und deren Auswirkungen auf das weibliche Gehirn in Verbindung gebracht. Die besondere Plastizität des weiblichen Gehirns ist eng mit dem Hormon Östrogen verbunden, das eine entscheidende Rolle bei seiner Struktur und Leistungsfähigkeit spielt. Eine Studie aus dem Jahr 2022 kam zu dem Schluss, dass die funktionelle Konnektivität im weiblichen Gehirn dynamisch ist und sich mit schwankenden Sexualhormonspiegeln verändert, was zu einem höheren Risiko für Depressionen und Angstzustände beiträgt.

Indem wir den Hormonen ein gesünderes, stabileres Umfeld bieten, können wir unser körperliches und geistiges Wohlbefinden deutlich verbessern. Psychische Probleme und hormonelle Schwankungen oder Ungleichgewichte treten oft dann auf, wenn das Nervensystem im Kampf-oder-Flucht-Zustand gefangen ist.

STRESSMANAGEMENT

Stress hat eine körperliche Dimension und wird hauptsächlich durch das Hormon Cortisol verursacht. Obwohl Hormone wie Cortisol für die Körperfunktionen unerlässlich sind, kann unkontrollierter Stress ein Hindernis für Gesundheit und Wohlbefinden darstellen. Die Unterstützung des Nervensystems ist der Schlüssel zu dauerhaften Ergebnissen. Eine Vernachlässigung kann die Wirksamkeit der anderen in diesem Buch beschriebenen Methoden einschränken.

Wir alle erleben herausfordernde Momente; sie sind ein wesentlicher Bestandteil der menschlichen Existenz. Doch was passiert mit deiner hormonellen Gesundheit, wenn du regelmäßig oder ständig hohem Stress ausgesetzt bist? Der Körper unterscheidet nicht, was den Stress auslöst. Er verhält sich stets, als würde er bedroht (siehe S. 99–108). Das löst eine Kaskade von Mechanismen aus, die tiefgreifende Folgen haben und sich auf alles auswirken können, vom Gewicht bis zur reproduktiven Gesundheit.

Cortisol (siehe S. 56) ist ein Haupthormon, das zentral an der körperlichen Antwort auf Stress beteiligt ist und dazu wie ein Nebelhorn wirkt.

GERÄT CORTISOL AUS DEM GLEICHGEWICHT, KANN ES:

- Die Insulinresistenz fördern
- Krankheiten begünstigen
- Den Stoffwechsel stören
- Den Blutzuckerspiegel erhöhen
- Zu schlechten Entscheidungen führen
- Den Schlaf beeinträchtigen
- Den Körper im Kampf-oder-Flucht-Zustand gefangen halten

DIE WURZEL DES ÜBELS

Auch wenn es kontraproduktiv erscheint: Stell den Auslöser für deinen Stress einmal hinten an. Egal, ob du zu Hause oder bei der Arbeit vor besonderen Herausforderungen stehst, richte deine Aufmerksamkeit darauf, die Botschaft an dein Nervensystem zu verändern. Manchmal können wir das, was uns in Anspruch nimmt, gar nicht aus der Welt schaffen, aber wir können immer kleine Inseln der Freude finden.

SOFORTMASSNAHMEN

Ziel ist es, den Cortisolspiegel zu senken und den Kampf-oder-Flucht-Zustand zu verlassen. Dies erreichst du, indem du dein Nervensystem regelmäßig daran erinnerst, dass du in Sicherheit bist und keine Bedrohung besteht.

Anstatt zu versuchen, Situationen zu steuern, die außerhalb deiner Kontrolle liegen, solltest du regelmäßig positive Momente herbeiführen. Das kann eine fünfminütige Meditation sein oder eine Atemübung zwischen Besorgungen oder Meetings. Es könnte bedeuten, sich Zeit für etwas Besonderes zu nehmen oder einen entspannten Abend zu Hause zu verbringen. Bring mehr Freude in dein Leben mit Aktivitäten wie Atemübungen, Spiel, Selbstliebe, Kreativität, Ruhe, Zugewandtheit, Dankbarkeit oder Zeit in der Natur. Zwischenmenschliche Kontakte fördern die Produktion des als Liebes- und Bindungshormon bezeichneten Oxytocins – dem Gegenspieler des Cortisols. Zeit mit Menschen zu verbringen, die du liebst, zu lachen und einmal ganz im Hier und Jetzt zu sein, ist genauso wichtig wie Gemüse zu essen.

Viele kleine positive und soziale Erfahrungen summieren sich und signalisieren dem Nervensystem, dass keine Gefahr besteht. Das verändert die Botschaft an das Nervensystem und dämpft die Stressreaktion.

SICH SELBST WICHTIG NEHMEN

Wir Frauen finden uns häufig in fürsorglichen Rollen wieder – als Töchter, Mütter, Schwestern und Partnerinnen. Dadurch stellen wir uns selbst und unsere Bedürfnisse oft hinten an. Unsere Hormone tragen manchmal die Hauptlast dieses Drucks. Mütter berichten im Durchschnitt von stärkeren Schuldgefühlen als Väter. Berufstätige Mütter haben das Gefühl, sie müssten arbeiten, als hätten sie keine Kinder, und die Kinder so betreuen, als würden sie nicht arbeiten. Besorgniserregend ist der Anstieg des Alkoholkonsums bei Frauen im mittleren Alter. Eine aktuelle Studie zum Alkoholkonsum in den USA ergab, dass Binge Drinking und alkoholbedingte Schäden zunehmen, vor allem bei Frauen in den Dreißigern und Vierzigern.

Zeit für Wellness und Achtsamkeit liegt oft außerhalb unserer Reichweite. Gehörst du auch zu denen, die eine Selfcare-Routine für unwichtig halten, wo doch der Wasserdampf aus der Spülmaschine einer Gesichtsbehandlung ziemlich nahekommt? Erhöht die Fürsorge für andere Menschen deinen Stresslevel? Stehst du selbst immer ganz unten auf der Liste?

Es mag sich wie ein Widerspruch anhören, aber für sich selbst zu sorgen, ist kein Egoismus. Egal, ob du 18 oder 80 bist. Melde dich für den Yoga-Kurs an. Verbring etwas Zeit allein. Sag Nein zu Plänen. Setze Grenzen. Du kannst nicht immer für alle da sein.

POSITIVE AKTIVITÄTEN SAMMELN

Nimm dir fünf Tage lang diese einfache Übung vor. Schreibe morgens auf:

- Drei positive Aktivitäten
- Einen Moment der Dankbarkeit

Frage dich: Was tust du gerne? Was motiviert dich? Positive Aktivitäten können kreativer Art sein, Entspannung, Sport oder Nähe zur Natur bedeuten. Vielleicht möchtest du aber auch soziale Kontakte pflegen, dich spirituellen Übungen widmen oder einfach nur etwas Unterhaltsames erleben? Probiere die notierten Aktivitäten im Laufe des Tages aus. Du wirst es vielleicht nicht sofort bemerken, aber sie werden dein Leben schöner machen. Positive Gedanken und Gefühle ziehen positive Ereignisse und Situationen an.

Auch Freundlichkeit hat einen Dominoeffekt. Eine aktuelle Studie zeigt, dass freundliche Gesten soziale Bindungen stärken, die wiederum ein wichtiger Indikator für Wohlbefinden und die Genesung von Angstzuständen und depressiven Störungen sind. Schenk einer fremden Person ein Lächeln, halte jemandem die Tür auf, mache ein Kompliment, erkundige dich nach dem Befinden eines anderen oder schreibe eine nette SMS.

Diese Aufzählung soll dir kein schlechtes Gewissen machen, weil du für solche Dinge keine Zeit hast. Aber denk daran, dass du dieses Buch liest, weil du dir mehr Gesundheit, Energie und Freude wünschst. Das passiert nicht von alleine – du musst es selbst in die Hand nehmen. Überlege, welche positiven Aktivitäten dir am meisten bringen und am besten gefallen. Mach sie zu einem festen Bestandteil deines Lebens, zum Beispiel, indem du sie in Abläufe integrierst, die bereits bestehen.

LISTE POSITIVER AKTIVITÄTEN
Am Ende der fünf Tage hast du 15 Aktivitäten ausprobiert, die dir hoffentlich Freude bereitet haben. Wiederhole sie in der darauffolgenden Woche: So kommst du auf 30. Das Ziel ist, ein Toolkit mit positiven Aktivitäten aufzubauen.

GEISTIGE GESUNDHEIT UND SPIRITUALITÄT

Wenn du spirituell veranlagt bist, kann die Verbindung zum Universum, einer höheren Macht oder zu Gott Wunder für Geist und Seele bewirken.

BEISPIELE:

- Zehn Minuten Atemübungen
- Meditation
- Gebet

SOZIALE BEZIEHUNGEN

Kontakt mit geliebten Menschen steigert unser Glücksgefühl, reduziert Stress und verbessert das Wohlbefinden. Einsamkeit ist so schädlich wie 15 Zigaretten pro Tag. Um die Vorteile voll auszuschöpfen, solltest du präsent sein und deinen Oxytocin- und Serotoninspiegel bewusst steigern.

BEISPIELE:

- Einer Person sagen, dass man sie mag
- Kuscheln auf dem Sofa
- Zeit für liebe Menschen reservieren
- Für wohltätige Zwecke spenden
- Einen Brief oder eine Mail schreiben und abschicken
- Eine Überraschung planen
- Den/die beste/n Freund/in anrufen

UNTERHALTUNG

Egal, welche Form der Unterhaltung du wählst, tu es bewusst. Es muss nicht unbedingt etwas Produktives sein – manchmal genügt es, sich bei der Lieblingssendung zu entspannen.

BEISPIELE:

- Ein Buch oder eine Zeitschrift lesen
- Einen Podcast hören
- Einen Film anschauen
- Zur Lieblingsmusik tanzen
- Ein Outfit zusammenstellen, das dein Selbstbewusstsein stärkt

KÖRPERLICHE AKTIVITÄT & NATUR

Kombiniere Bewegung und Natur. Studien zeigen, dass der Kontakt mit der Natur Freude bereitet und Ängste und Depressionen lindert. Bewegung im Freien ist gut für das Nervensystem und dient der Stressbewältigung.

BEISPIELE:

- Ein Spaziergang in der Natur
- Radfahren
- Yoga im Freien
- Gartenarbeit

KREATIVITÄT

Kreative Beschäftigungen bringen uns in einen Zustand, in dem wir völlig vertieft sind und die Zeit vergessen – eine meditative Erfahrung. Kreativität beschränkt sich nicht auf Kunst. Sie kann sich auch in Blumenarrangements, Dekorationen, Outfits oder sogar beim Aufräumen der Schränke zeigen. Lass deiner Kreativität freien Lauf, egal in welchem Bereich.

BEISPIELE:

- Malen oder zeichnen
- Ein Fotoalbum zusammenstellen
- Ein Vision Board anlegen
- Basteln
- Stricken, Häkeln oder Sticken
- Einen bunten Salat zusammenstellen

ENTSPANNUNG

Beim Entspannen geht es darum, sich zu beruhigen und zu entschleunigen – eine teure Behandlung ist nicht nötig, nur achtsame Selbstfürsorge.

BEISPIELE:

- Ein Bad nehmen
- Ein Nickerchen machen
- Erholsame Dehnübungen
- Eine Gesichtsmaske auflegen
- Gesichts- und Kopfhautmassage als Wellnessprogramm

Einer der Gründe, warum ich mir meinen Hund Twiggy angeschafft habe, war, dass ich unbedingt Spaziergänge bei jedem Wetter machen wollte. Ein Spaziergang nach dem Frühstück unterstützt die Blutzuckerregulierung, und der Aufenthalt in der Natur kann den Körper daran erinnern, sich zu entspannen und gut zu funktionieren.

POSITIVE AKTIVITÄTEN INTEGRIEREN

Du fragst dich vielleicht: Wo soll ich die Zeit zum Malen hernehmen? In einer Welt, in der wir 40 Minuten lang durch Social Media scrollen können, gibt es immer Raum für kleine Inseln der Freude, die dein Nervensystem daran erinnern, dass du in Sicherheit bist. Es geht nicht darum, deine To-do-Liste zu verlängern – es geht darum, positive Gewohnheiten zu etablieren, indem du sie in den Alltag einbaust.

BEISPIELE:

- Auf dem Weg zur Arbeit einen Achtsamkeits-Podcast hören.
- Morgens unter der Dusche Affirmationen sprechen, zum Beispiel: »Heute wird ein großartiger Tag« oder »Ich bin dankbar für alles, was ich habe«.
- Beim Abendessen das Handy weglegen, um gemeinsame Zeit zu haben. Ich selbst zünde beim Abendessen immer eine Kerze an – auch wenn es nur ein Butterbrot gibt.

WO IST DIE FARBE?

Dies Frage kennst du aus Säule Zwei, aber sie geht über die Ernährung hinaus. Sich im Alltag zu fragen: Wo ist die Farbe? bedeutet, neugieriger, kreativer, geistreicher und offener für Neues zu sein.

Dankbarkeit zu üben ist ein sehr guter Start in den Tag. Dabei geht es darum, die Freude und die Farbe zu erkennen, die bereits in deinem Leben vorhanden sind: deine Freunde, deine Familie und die Natur, die dich umgibt. Lege eine kleine Liste an, die du im Kopf behältst. Wer und was sind die wertvollen Farbtupfer in deinem Leben? Wo gibt es kreative Ausdrucksmöglichkeiten für dich?

FINDE HERAUS, WAS FÜR DICH AM BESTEN FUNKTIONIERT.
HIER SIND EINIGE MEINER BEVORZUGTEN POSITIVEN AKTIVITÄTEN:

- Zehn Minuten Atemübungen vor Arbeitsbeginn. Atemübungen wirken sich positiv auf meine Hormongesundheit aus. Das Nervensystem ist eng mit der Atmung beziehungsweise dem Atemrhythmus verknüpft. Die 4-4-4-4-Atemübung ist ein einfacher Einstieg. Atme ein und zähle dabei langsam bis vier. Halte dann den Atem vier Sekunden lang an. Atme anschließend vier Sekunden langsam durch den Mund aus und halte ihn erneut vier Sekunden an. Wiederhole das fünf bis 15 Minuten lang. Konzentriere dich auf die Luft, die in die Lunge ein- und wieder ausströmt.

- Mache Musik an und tanze dazu. Ich glaube, das ist eines der besten Dinge, die du für deine Seele tun kannst. Musik, die du liebst, zaubert dir ein Lächeln ins Gesicht.

- Tauche in eine Geschichte ein, sei es ein Buch, ein Hörbuch, eine Serie oder ein Film. Lass dich komplett darauf ein, ohne dir Gedanken über gestern, heute oder morgen zu machen. Sogar Reality-TV eignet sich dafür – erlaubt ist, was gefällt.

- Mache jemandem eine kleine Freude. Freundlichkeit und menschliche Nähe fördern nachweislich Resilienz und Glücksempfinden und reduzieren Stress. Ich zeichne gern kleine Illustrationen; während des Lockdowns habe ich sie an Familie und Freunde geschickt. Das hat mir ein gutes Gefühl gegeben und anderen Freude bereitet.

- Kleine Gesten können Freude verbreiten: Sei es ein Lächeln für einen Fremden, ein Kompliment oder der Besuch bei einem Freund. Freundlichkeit ist kostenlos und kann dir und anderen den Tag verschönern.

Dankbarkeit hat nachweislich einen positiven Einfluss. Eine positive Einstellung befreit uns aus dem reaktiven Stressmodus und erinnert uns daran, dass alles in Ordnung ist. Studien zeigen, dass Optimismus mit einer geringeren Depressionsrate und mehr Wohlbefinden einhergeht.

Ich möchte keine toxische Positivität propagieren. Negative Gefühle zu ignorieren oder zu entwerten, bringt nichts. Im Leben geschehen schlimme Dinge, aber halte dir vor Augen, dass auch die vorübergehend sind. Suche dir die Unterstützung, die du brauchst, und sei nachsichtig mit dir selbst. Eine buddhistische Weisheit besagt: An seinem Ärger festzuhalten ist wie eine glühende Kohle in die Hand zu nehmen, um sie nach jemandem zu werfen; du bist derjenige, der sich daran verbrennt. Also, weine, schreie und tobe, aber vergiss nicht, dass du selbst entscheidest, mit welchem Fuß du morgens aufstehst.

DIE KRAFT DES SPIELS

Als Kinder werden wir zum Spielen ermutigt. Doch sobald das »richtige« Leben beginnt, scheint sich diese freudvolle und wichtige Beschäftigung genauso schnell erledigt zu haben, wie sich Wäscheberge auftürmen. Hast du früher gerne getanzt? Hast du dich fürs Stricken begeistert? Im Chor gesungen oder mit Leidenschaft gemalt? Was hat dich glücklich gemacht? Wo sind Farbe und Kreativität geblieben?

Manchmal erlischt unsere schöpferische Energie ausgerechnet an einem Tiefpunkt unseres Lebens. Dieses Muster konnte ich bei vielen Frauen in meiner Praxis beobachten.

SUCHE HILFE, WENN DU WELCHE BRAUCHST

Stress gehört zum Alltag. Wenn du jedoch darunter leidest und das Gefühl hast, die Kontrolle verloren zu haben, suche die Hilfe von Fachleuten. Kleine Selbstfürsorgemaßnahmen sind etwas anderes als eine Therapie oder die Einnahme von Medikamenten. Wenn du seit mehr als zwei Wochen täglich unter Angst oder Depressionen leidest oder wenn du Selbstverletzungsgedanken hast, wende dich an eine ärztliche oder psychologische Beratungsstelle. Du musst das nicht alleine durchstehen!

SÄULE SECHS
POSITIV LEBEN
ZUSAMMENFASSUNG

- Sorge für kleine Momente der Freude. Sie können wie ein Schneeball größer werden und Glücksgefühle auslösen.
- Ergreife Maßnahmen, um deinen Körper daran zu erinnern, dass er nicht bedroht ist.
- Frage dich: Wo ist die Farbe in meinem Leben?
- Probiere fünf Tage lang die Liste mit positiven Aktivitäten aus.
- Stell dir ein Stressabbau-Toolkit mit Aktivitäten zusammen, die dich froh machen.
- Finde Stressabbaumethoden, die für dich geeignet sind.
- Verbringe Zeit mit Menschen, die dir Energie geben.
- Senke deinen Cortisolspiegel, indem du Ruhe durch Kreativität, Freundlichkeit, Dankbarkeit und Selbstliebe förderst.

Schlusswort

Was ich dir mit diesem Buch vorgestellt habe, ist ein Werkzeugkasten, mit dem du dafür sorgen kannst, dass deine Hormone die bestmögliche Umgebung vorfinden – ganz gleich, in welcher Lebensphase du dich befindest.

Beim Lesen wirst du hin und wieder gestaunt haben, wie viele Faktoren deine Hormongesundheit beeinflussen können. Doch so komplex die Ursachen auch sein mögen, die Lösungen müssen es nicht sein. Die Positive Methode bietet dir alltagstaugliche Optionen und einfache Vorschläge, die viel bewirken. Du kannst vielleicht nicht immer alle sechs Säulen berücksichtigen, aber du kannst immer wieder auf sie zurückgreifen. Zusammen bewirken diese kleinen Veränderungen einen nachhaltigen Unterschied. Und der beste Zeitpunkt, damit zu beginnen, ist jetzt.

HÖRE IN DICH HINEIN

Mein wichtigster Rat, wenn es darum geht, die eigene Gesundheit in die Hand zu nehmen, ist folgender: Lerne, deinen Körper zu verstehen. Frage dich: Was braucht mein Körper im Moment? Was sagt mir mein Gefühl? Wenn wir lernen, Signale wahrzunehmen, fällt es uns viel leichter, gut für uns zu sorgen. Höre auf deine innere Stimme. Wähle die Werkzeuge, die dir im Moment am besten helfen. Vertraue dir selbst und dem Prozess.

Vielleicht durchlebst du gerade eine schwierige Zeit im Beruf oder Studium. Die Zeichen richtig zu deuten könnte heißen, geistige Klarheit und Produktivität zu fördern, indem du versuchst, den Blutzuckerspiegel mithilfe der in Säule Eins beschriebenen Methoden im Gleichgewicht zu halten.

Vielleicht befindest du dich gerade in einer großen Umbruchphase im Leben, weil du mit der Trennung vom Partner oder einem Verlust kämpfst. Da könnte es helfen, das Nervensystem zu regulieren, indem du leichte Bewegung in deinen Tag integrierst, wie in Säule Vier erläutert.

Die Positive Methode ist keine schnelle Lösung. Doch wenn du dich nur zwei Wochen auf jede Säule konzentrierst, wirst du positive Ergebnisse erzielen. Das macht zusammen drei Monate. Du wirst staunen, was du in dieser Zeit für die Hormone erreichen kannst.

Denke immer daran, dass auch andere gesundheitliche Faktoren eine Rolle spielen können wie etwa diagnostizierte Hormonstörungen, medizinische Eingriffe oder Medikamente. Je nachdem, mit welchen Symptomen du es zu tun hast, solltest du jedoch innerhalb weniger Wochen Ergebnisse wie mehr Energie, geistige Klarheit, weniger Blähungen und weniger Heißhunger auf Süßigkeiten und hochverarbeitete Lebensmittel feststellen können. Sei geduldig mit dir selbst – mit Anschreien bringt man eine Blume nicht schneller zum Blühen.

HÖRE AUF, DICH ZU SCHÄMEN

Du liest dieses Buch, weil dir deine Gesundheit am Herzen liegt. Du möchtest einen insulinsensitiven, gut ernährten, starken und gesunden Körper haben. Die sechs Säulen der Positiven Methode sind dein Weg dorthin und helfen dir, alles zu meistern, was das Leben dir entgegenwirft. Doch du bist ein Mensch, und es ist ganz natürlich, dass dein Fokus kommt und geht.

Kennst du das schlechte Gewissen, das mit dem gesellschaftlichen Druck zur Selbstoptimierung einhergehen kann? Ich kann dir sagen, es wird dir nicht helfen. Du bist keine Versagerin, weil du dich mal gehen lässt. Wir sind nie völlig ungesund oder gesund, und dieses Missverständnis zu überwinden ist der Schlüssel zu einem besseren hormonellen Umfeld.

DER FLUCH DES PERFEKTIONISMUS

Scham entsteht durch Perfektionismus. Selbstverständlich ist Beständigkeit der Schlüssel zu guter Gesundheit, und positive Veränderungen erfordern Disziplin, Motivation und Verantwortungsbewusstsein. Perfektion ist jedoch ein unerreichbares Ziel.

Das Gefühl, versagt zu haben, kann Scham auslösen, die wiederum Angst, Stress und letztendlich Hormonstörungen fördert. Die Forschung zeigt, dass Scham und Selbstkritik die Cortisolproduktion erhöhen können – genau das, was wir eigentlich vermeiden wollen.

Eine Studie zum Thema Cortisolspiegel und Selbsterhaltungstrieb legt nahe, dass Bedrohungen des sozialen Selbst Schamgefühle auslösen können, die die Hypothalamus-Hypophysen-Nebennierenrinden-Achse (HHN) aktivieren. Sich selbst anhand von Leistung oder Aussehen zu beurteilen, löst ebenfalls Stress aus, der zu hormonellen Ungleichgewichten beiträgt und die psychische Gesundheit verschlechtert.

Schuld- und Schamgefühle zeigen sich auf vielfältige Weise: im Befolgen einer strengen Modediät, im ständigen Vergleich mit anderen in den sozialen Medien, im rastlosen Arbeiten oder in der nagenden Angst, niemals genug zu sein. Es ist eine gefährliche Mischung aus unrealistischen Erwartungen, einem diffusen Gefühl des Versagens und dem Drang, es allen recht machen zu wollen – oft auf Kosten deiner selbst. Doch niemand kann alles schaffen, geschweige denn es jedem recht machen.

SCHAM ÜBERWINDEN

Wir alle wissen, wie schrecklich sich Scham anfühlt. Ich habe mich wegen meines Gewichts, meiner unregelmäßigen Periode und meiner mangelhaften Fruchtbarkeit geschämt. Die Überwindung der Scham war wahrscheinlich der wichtigste Teil meiner Reise, aber das passierte nicht über Nacht. Wir müssen uns regelmäßig daran erinnern, dass wir uns für absolut nichts schämen müssen.

Wirke Schuld- oder Schamgefühlen entgegen, indem du aufhörst, dir Kleinigkeiten vorzuwerfen. Vielleicht ist der Mädelsabend heute wichtiger als der Spinning-Kurs. Vielleicht brauchst du eine Pause vom Lernen. Vielleicht schaffst du es eine Nacht lang nicht, den gewohnten Schlafrhythmus einzuhalten. Vielleicht hast du an einem hektischen Tag zwischen der Pflege deiner betagten Eltern und dem Abholen der Kinder von der Schule nur Zeit für ein paar Snacks. Manchmal kommt das Leben dazwischen, und das ist okay.

Wenn Dinge nicht nach Plan laufen, heißt das nicht, dass du versagt hast. Solange du die meiste Zeit gesunde Gewohnheiten einhältst, machst du deine Arbeit nicht zunichte, wenn du gelegentlich eine Nacht durchfeierst oder ein paar Tage auf gesunde Bewegung verzichtest. Im

Gegenteil, durch die Positive Methode sind deine Hormone bestens auf die Unwägbarkeiten des Lebens vorbereitet.

Du gehst den Weg zu deinen Gesundheitszielen langsam und stetig. Realistische Erwartungen helfen dir, negative Gefühle loszulassen und ihn mit mehr Ausgeglichenheit und Selbstakzeptanz zu beschreiten.

AUFSTEHEN UND WEITERMACHEN

Ein Ausrutscher kann sich anfühlen, als wäre all die Mühe umsonst gewesen und wir stünden wieder ganz am Anfang. Doch in solchen Momenten ist es wichtig, weiterzumachen und es erneut zu versuchen. Betrachte solche Stolpersteine als Lernmöglichkeit. Rappel dich wieder auf und kehre in die Erfolgsspur zurück.

Wenn du den morgendlichen Lauf mal ausfallen lässt, schreib dich nicht für den Rest der Woche ab. Plane einfach den Lauf für den nächsten Morgen ein und nimm dir für heute andere Aktivitäten vor, die dir wieder Positivität und Schwung verleihen.

Wenn du den Tag mit einer unausgewogenen Mahlzeit beginnst, triff am nächsten Tag eine gesunde Wahl. Kombiniere zum Mittagessen stärkehaltige Lebensmittel mit einer Regenbogen-Bowl und genieße ein proteinreiches Abendessen mit viel Farbe.

Angenommen, du befindest dich in einer besonders stressigen Phase in deinem Leben, hast daher keine Zeit für Einkäufe und greifst zu Fast Food. Diese Entscheidung wird nicht deine ganze harte Arbeit zunichtemachen. Vielleicht kannst du das nächste Mal Essen bestellen oder vorausschauend ein paar bunte Mahlzeiten einfrieren? Überlege, was eine Lösung sein könnte, und gehe weiter.

MOTIVIERT BLEIBEN

Wenn die Motivation nachlässt, ruf dir in Erinnerung, warum du das alles tust und was dein Ziel ist, wie wir es auf S. 122–123 getan haben. Nachdem du dein Warum noch einmal überdacht, vielleicht erneut aufgeschrieben und laut ausgesprochen hast, gehe zu Säule Eins auf S. 125. Konzentriere dich darauf, sieben Tage lang einfach nur gut zu frühstücken, ohne den Druck, etwas anderes erreichen zu müssen.

Gehe erst dann weiter zur nächsten Säule, wenn das gut funktioniert.

DEIN WEG

Betrachte jeden Ausrutscher als kleinen Punkt auf deinem Weg. Ein paar ungesunde Entscheidungen hier und da schaden nicht. Erst, wenn die Punkte mehr werden und ein Bild ergeben, besteht die Gefahr, dass sie Entzündungen und Stress auslösen können. Achte deshalb darauf, wie häufig Punkte auftreten. Um unseren Hormonen gerecht zu werden, sollten wir im Blick behalten, wie wir uns die meiste Zeit über verhalten. Wenn sich die Punkte summieren, hat das negative Folgen.

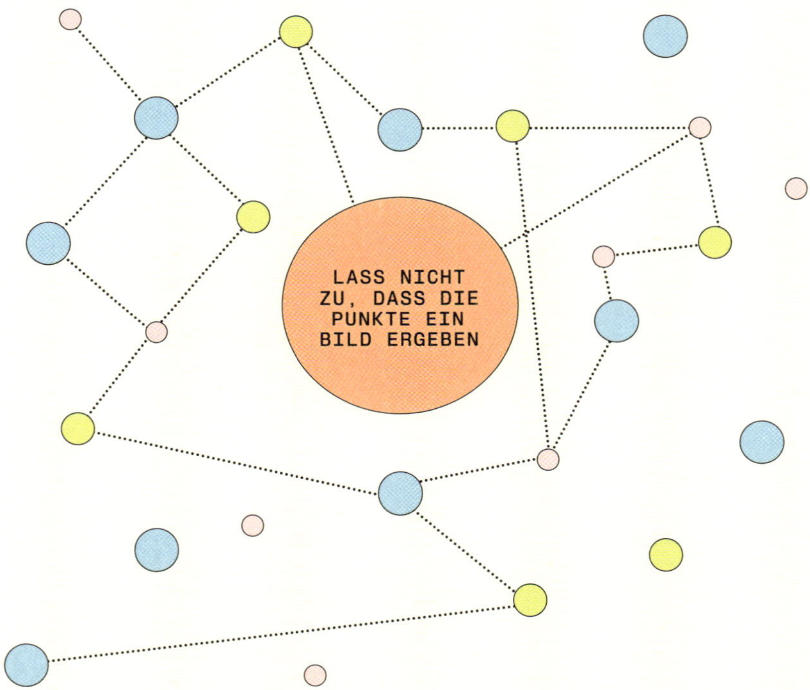

Stell dir deinen zukünftigen Erfolg vor und frage dich an jeder Weggabelung: Bringt mich diese Wahl meinen Zielen näher? Wenn eine Wahl dich deinen Zielen nicht näher bringt, hast du die Möglichkeit, dich anders zu entscheiden. Verzeih dir alle Rückschläge auf deinem Weg und blicke nach vorne, um deinen Hormonen ein besseres Umfeld zu bieten. Gib dein Bestes für deine Hormone, dann werden die Hormone ihr Bestes für dich tun.

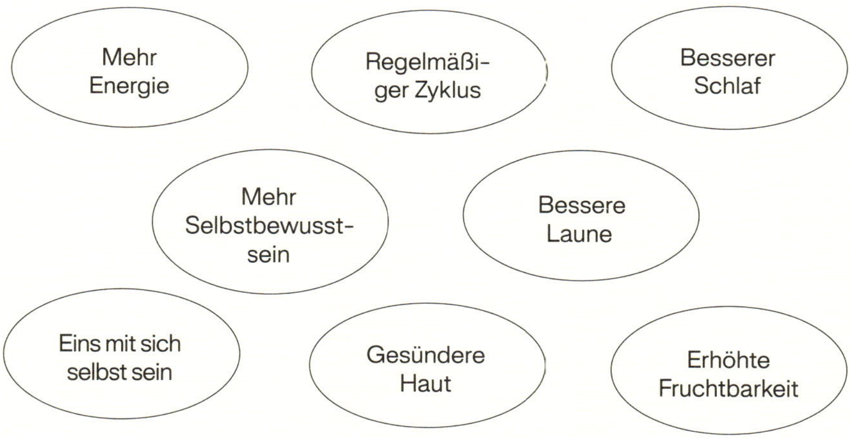
Mehr Energie
Regelmäßiger Zyklus
Besserer Schlaf
Mehr Selbstbewusstsein
Bessere Laune
Eins mit sich selbst sein
Gesündere Haut
Erhöhte Fruchtbarkeit

ES LIEGT IN DEINER HAND

Vergiss nicht: Du triffst die Entscheidungen, die deine Gesundheit ausmachen. Baue auf dem auf, was du mit der Positiven Methode gelernt hast, und gehe dabei so konsequent wie möglich vor. Reguliere deinen Blutzucker, ernähre dich bunt und bewusst, bewege dich mehr, schlafe besser und lebe positiver.

Glossar

ANDROGEN
Sexualhormone mit maskulinisierender Wirkung, beispielsweise Testosteron.

ANTIOXIDANS
Substanz, die Zellen vor Schäden schützt, indem sie freie Radikale aufnimmt und neutralisiert.

CHOLESTEROL
Hauptsubstrat für die Biosynthese von Sexual- und Steroidhormonen, der Rohstoff für Steroidhormone.

DOPAMIN
Neurotransmitter, der wichtige Funktionen im Gehirn erfüllt – etwa bei Bewegung, Gedächtnis, Motivation sowie bei Freude und Belohnung.

ENDOKRINES SYSTEM
Netzwerk von Drüsen, die Hormone produzieren sowie Stoffwechsel, Wachstum, Fortpflanzung, Stimmung und die allgemeine Homöostase regulieren.

ENDOMETRIOSE
Eine östrogendominante entzündliche Erkrankung, die auftritt, wenn Gewebe, das der Gebärmutterschleimhaut ähnelt, außerhalb der Gebärmutter wächst und schmerzhafte und entzündete Läsionen bildet.

FREIE RADIKALE
Instabile Moleküle mit ungepaarten Elektronen, die durch Nahrung, körperliche Betätigung oder Giftstoffe entstehen. Freie Radikale können oxidativen Stress verursachen.

HOCHVERARBEITETE LEBENSMITTEL
Lebensmittel, die einer umfassenden Verarbeitung unterzogen wurden und viele Chemikalien enthalten, die sich negativ auf Gesundheit und Hormonfunktion auswirken können.

HORMONE
Chemische Botenstoffe, die sich im Körper bewegen und Physiologie und Verhalten regulieren.

HYPOTHYREOSE
Unterfunktion der Schilddrüse, was bedeutet, dass die Schilddrüse nicht genügend Hormone produziert.

MENOPAUSE
Das dauerhafte Ausbleiben der Menstruation – wörtlich: die letzte Regelblutung. Die Menopause markiert das Ende der fruchtbaren Phase im Leben einer Frau.

METABOLISCHES SYNDROM
Sammelbegriff für gesundheitliche Probleme, die das Risiko für Typ-2-Diabetes oder Erkrankungen des Herzens oder der Blutgefäße erhö-

hen. Dazu gehören Insulinresistenz, Herz-Kreislauf-Erkrankungen, Bluthochdruck und die nichtalkoholische Fettlebererkrankung.

MIKROBIOM
Gemeinschaft von Mikroorganismen, darunter Bakterien, Pilze, Viren und andere Mikroben, die in einer bestimmten Umgebung leben und die Gesundheit und ökologische Funktionen beeinflussen.

MITOCHONDRIEN
Die Mitochondrien gelten als Kraftwerke, weil sie in den Zellen Glukose in ATP umwandeln, die Hauptenergiequelle der Zellen. So stellen sie Energie bereit, die für das Überleben, die Funktion und die Stoffwechselgesundheit des Körpers notwendig ist.

NEUROTRANSMITTER
Chemischer Botenstoff, der Signale zwischen Nervenzellen, Muskeln und Drüsen überträgt.

ÖSTROBOLOM
Ansammlung bestimmter Darmbakterien, die dabei helfen, Östrogen zu regulieren, umzuwandeln und im Körper zu zirkulieren. Ist auch am Östrogenabbau beteiligt.

POLYZYSTISCHES OVARIALSYNDROM (PCOS)
Eine endokrine Störung, die durch ein Ungleichgewicht der Hormone verursacht wird und typischerweise zu einer übermäßigen Produktion von Testosteron, Cortisol und Insulin führt.

PERIMENOPAUSE
Die Übergangsphase vor den Wechseljahren, in der die Funktion der Eierstöcke allmählich nachlässt und die Sexualhormone weniger werden. Es kann zu hormonellen Schwankungen kommen, mit Symptomen wie unregelmäßiger Periode, Hitzewallungen und Stimmungsschwankungen.

PREGNENOLON
Ein Vorläufer-Steroidhormon, das aus Cholesterin synthetisiert wird.

PRÄMENSTRUELLE DYSPHORISCHE STÖRUNG (PMDS)
Eine lebensbeeinträchtigende Stimmungsstörung, die einige Symptome mit PMS teilt, aber deutlich intensiver auftritt. Sie steht im Zusammenhang mit Schwankungen von Progesteron, Allopregnanolon, Östrogen, Testosteron und Neurotransmittern wie Serotonin, GABA und Glutamat.

PUBERTÄT
Die Übergangsphase, in der ein Kind zum Erwachsenen heranreift. Bei Mädchen äußert sich das durch körperliche Veränderungen wie die Entwicklung sekundärer Geschlechtsmerkmale – dazu gehören Brustwachstum, eine breitere Hüfte, Schamhaarwachstum und der Beginn der Menstruation.

Adressen

WEBSEITEN & ORGANISATIONEN

Erdbeerwoche
www.erdbeerwoche.com

Endometriose-Vereinigung Deutschland e. V.
www.endometriose-vereinigung.de

Frauenärzte im Netz
www.frauenaerzte-im-netz.de

Mamazone.de
www.mamazone.de

Essen ohne Pestizide
https://www.bund.net/umweltgifte/pestizide/essen-ohne-pestizide/

Frauengesundheitsportal
www.frauengesundheitsportal.com

Deutsche Menopause Gesellschaft
www.menopause-gesellschaft.de

Psychenet
www.psychenet.de

PCOS Selbsthilfe Deutschland e. V.
www.pcos-selbsthilfe.org

APPS

Calm
Entspannung und Einschlafgeschichten

Headspace
Meditation

Flo
Perioden- und Eisprungkalender

Breath Ball
Geführte Atemübungen

CodeCheck: Produkt Scanner
Shopping-Berater für gesunden und bewussten Einkauf von Lebensmitteln und Kosmetik

BÜCHER – FRAUENGESUNDHEIT

Period Positivity
Chella Quint

Wechseljahre ganz natürlich
Anne Henderson

Richtig essen in der Lebensmitte
Severine Menem

15 Minuten Pilates für jeden Tag
Alycea Ungaro

Mama Selfcare
Caroline Boyd

Intuitiv essen, gesünder werden, besser leben.
Dr. Antonie Post

Insulinresistenz natürlich behandeln
Alicja Kurzius

Leben mit dem PCO-Syndrom
Julia Schultz

Das große Gynbuch
Prof. Dr. Mandy Mangler

Woman on Fire: Alles über die fabelhaften Wechseljahre
Dr. med. Sheila de Liz

BÜCHER – PSYCHE & ENTWICKLUNG

Das Kind in dir muss Heimat finden
Stefanie Stahl

Die 1%-Methode
James Clear

Die starke Frau in mir
Elena Lautenschlager

Du bist genug
Ichiro Kishimi, Fumitake Koga et al.

HILFE VON DER AUTORIN

The Positive Method Club
www.thepositivemethodclub.com

Der Positive Method Club ist eine private, algorithmenfreie Community, in der du dich mit anderen Frauen austauschen und inspirieren lassen kannst. Ein geschützter Ort, der dich ermutigt, weiterbildet und dir Wege aufzeigt, dich gut zu fühlen. Freue dich auf Ernährungspläne, Arbeitsbögen, Rezepte, Live-Calls, Resets und Challenges, Atemübungen und die App. Lege ein Profil an und erhalte Zugang zum Kurs »The 6 Pillar Positive Method«.

One-to-one mit Hannah Alderson
www.HannahAlderson.com

Buche individuelle Betreuung und persönliche Beratung durch Hannah Alderson auf professioneller Ebene. Entdecke einen neuen Lebensstil, informiere dich über hormonelle Gesundheit und Ernährung, verändere dein Verhältnis zu Lebensmitteln und lerne, dich ein Leben lang gesund zu ernähren und gesund zu leben. Das Programm ist ideal für alle, die eine intensive, lehrreiche und lebensverändernde Reise antreten möchten. Zu den klinischen Schwerpunkten gehören PCOS, Gewichtsreduktion, Fruchtbarkeits- und IVF-Unterstützung, Perimenopause/Menopause, Endometriose, PMS, Schilddrüsenprobleme, Akne, Rosazea und Ekzeme. E-Mail: hello@hannahalderson.com

Diese Bibliografie ist eine Kurzfassung. Eine vollständige Bibliografie mit Links zu online verfügbaren Artikeln findest du unter: www.dk.com/hormones-biblio

DIE HORMONKRISE

14–19 Herman-Giddens et al. (1997). 'Secondary sexual characteristics and menses in young girls seen in office practice: a study from the Pediatric Research in Office Settings network'. Pediatrics, 99(4), 505-512. ▪ Levine, H. et al. (2017). 'Temporal trends in sperm count: A systematic review and meta-regression analysis'. Human Reproduction Update, 23(6), 646–659. ▪ Research Live. (10. Februar 2023). Bericht zeigt den Einfluss sozialer Medien auf Gesundheitsinformationen. Research Live. ▪ Department of Health and Social Care. (20. Juli 2022). Women's health strategy for England. GOV.UK. ▪ York Health Economics Consortium. (2023). Women's priorities for women's health: A focus group study. University of York. ▪ University of York. (6. März 2024). Forschungen belegen, dass es bei der Diagnose von Endometriose zu Verzögerungen kommt. ▪ Hearn, J. H. et al (2024). A COM-B and Theoretical Domains Framework. 'Mapping of the Barriers and Facilitators to Effective Communication and Help-Seeking Among People With, or Seeking a Diagnosis Of, Endometriosis'. Journal of Health Communication, 29(3), 174–186. ▪ Carrot Fertility. (2024). Menopause in the Workplace 2024. ▪ Hologic Global Women's Health Index. (2024). Year 3 Global Report. ▪ Baird, D. T. et al (1999). 'Fertility and ageing'. Human Reproduction Update, 5(5), 482–486. ▪ Swan, S. H. and Colino, S. (2023). 'Declining sperm counts: A global health concern'. In Advances in Reproductive Sciences (pp. 345–360). Springer. ▪ Institute for Health Metrics and Evaluation. (2019). 'Dramatic declines in global fertility rates set to transform the population'.

DAS HAUS DER HORMONE

22–25 Murtagh, D. and Greenwood, M. (2010). 'The unethical use of BMI in contemporary general practice'. Postgraduate Medical Journal, 86(1012), 429-430.

28–31 Sawada, Y. et al (2021). 'Omega 3 fatty acid and skin diseases'. Frontiers in immunology, 11, 623052.

32–41 Brinton, R. D. et al (2015). 'Perimenopause as a neurological transition state'. Nature reviews endocrinology, 11(7), 393-405. ▪ Yu, Z. et al (2022). 'Level of Estrogen in Females—the different impacts at different life stages'. Journal of Personalized Medicine, 12(12), 1995. ▪ Yan, H. et al (2019). 'Estrogen improves insulin sensitivity and suppresses gluconeogenesis via the transcription factor Foxo1'. Diabetes, 68(2), 291-304. ▪ Gu, W. (2022). 'Healthy long-lived human beings—Working on life stages to break the limitation of human lifespans'. Biology, 11(5), 656. ▪ Hashemi, L et al (2024). 'Gender-Affirming hormone treatment and metabolic syndrome among transgender veterans'. JAMA Network Open, 7(7), e2419696-e2419696.

42–46 Kim, C. H. (2015). 'A functional relay from progesterone to vitamin D in the immune system'. DNA and Cell Biology, 34(6), 379-382. ▪ Stefaniak, M. et al (2023). 'Progesterone and its metabolites play a beneficial role in affect regulation in the female brain'. Pharmaceuticals, 16(4), 520. ▪ Meltzer-Brody, S. et al. (2018). 'Brexanolone injection in post-partum depression: two multicentre, double-blind, randomised, placebo-controlled, phase 3 trials'. The Lancet, 392 (10152), 1058-1070. ▪ MacLean, J. A. et al (2022). 'Progesterone actions and resistance in gynecological disorders'. Cells, 11(4), 647.

47–51 Mei, M. et al (2022). 'Does scent attractiveness reveal women's ovulatory timing? Evidence from signal detection analyses and endocrine predictors of odour attractiveness'. Proceedings of the Royal Society B, 289(1970), 20220026.

52–55 Simitsidellis, I. et al (2018). 'Androgens and endometrium: new insights and new targets'. Molecular and cellular endo-crinology, 465, 48-60. ▪ Davis, S. R. and Tran, J. (2001). 'Testosterone influences libido and well being in women'. Trends in Endocrinology & Metabolism, 12(1), 33-37.

56–65 Hewagalamulage, S. D. et al (2016). 'Stress, cortisol, and obesity: a role for cortisol responsiveness in identifying individuals prone to obesity'. Domestic animal endocrinology, 56, S112-S120. ▪ Kuras, Y. I. et al (2017). 'Blunted diurnal cortisol activity in healthy adults with childhood adversity'. Frontiers in human neuroscience, 11, 574. ▪ Hannibal, K. E.et al (2014). 'Chronic stress, cortisol dysfunction, and pain: a psychoneuroendocrine rationale for stress management in pain rehabilitation'. Physical therapy, 94(12), 1816-1825. ▪ Smith, Allison, ND (2023). 'Assessing Chronic Fatigue with the Cortisol Awakening Response'. Precision Analytical Inc.

66–70 Straub, R. H. (2014). 'Interaction of the endocrine system with inflammation: a function of energy and volume regulation'. Arthritis research & therapy, 16, 1-15. ▪ Ding, H. et al (2021). 'Resistance to the insulin and elevated level of androgen: A major cause of polycystic ovary syndrome'. Frontiers in endocrinology, 12, 741764. ▪ De Bois, Maxime et al (2020). GLYFE: Review and Benchmark of Personalized Glucose Predictive Models in Type-1 Diabetes.

73–74 Yabut, J. M et al (2019). 'Emerging roles for serotonin in regulating metabolism: new implications for an ancient molecule'. Endocrine reviews, 40(4), 1092-1107. ▪ Musial, N. et al (2021). 'Perimenopause and First-Onset Mood Disorders: A Closer Look'. Focus, 19(3), 330-337. ▪ Bromberger, J. T. et al (2011). 'Mood and menopause: findings from the Study of Women's Health Across the Nation (SWAN) over 10 years'. Obstetrics and Gynecology Clinics, 38(3), 609-625.

78 Cera, N. et al (2024). 'The Role of Oxytocin in Polycystic Ovary Syndrome: A Systematic Review'. Current Issues in Molecular Biology, 46(6), 5223-5241. ▪ Liu, N. et al (2022). 'Oxytocin in women's health and disease'. Frontiers in endocrinology, 13, 786271.

80–83 Turcu, A. F. et al (2015). 'Adrenal steroidogenesis and congenital adrenal hyperplasia'. Endocrinology and Metabolism Clinics, 44(2), 275-296.

84–86 Wu, C. Wei, K. et al (2017). '5α-reductase activity in women with polycystic ovary syndrome: a systematic review and meta-analysis'. Reproductive Biology and Endocrinology, 15, 1-9. ▪ Zhang, Q. et al (2010). 'Circulating mitochondrial DAMPs cause inflammatory responses to injury'. Nature, 464(7285), 104-107.

87–91 Góralczyk-Bińkowska, A. et al (2022). 'The microbiota–gut–brain Axis in psychiatric disorders'. International journal of molecular sciences, 23(19), 11245. ▪ Sun, L. J.et al (2020). 'Gut hormones in microbiota-gut-brain cross-talk'. Chinese medical journal, 133(7), 826-833. ▪ He, S. et al. (2021). 'The gut microbiome and sex hormone-related diseases'. Frontiers in microbiology, 12, 711137. ▪ Filippone, A. et al. (2023). 'Endocrine disruptors in food, estrobolome and breast cancer'. Journal of

Clinical Medicine, 12(9), 3158. ▪ Lindheim, L. et al. (2017). 'Alterations in gut microbiome composition and barrier function are associated with reproductive and metabolic defects in women with polycystic ovary syndrome (PCOS): a pilot study'. PloS one, 12(1), e0168390. ▪ Pai, A. H. Y. et al. (2023). 'Gut Microbiome–Estrobolome Profile in Reproductive-Age Women with Endometriosis'. International Journal of Molecular Sciences, 24(22), 16301. ▪ Kwa, M. et al (2016). 'The intestinal microbiome and estrogen receptor–positive female breast cancer'. Journal of the National Cancer Institute, 108(8), djw029. ▪ Hu, S. et al (2023). 'Gut microbial beta-glucuronidase: a vital regulator in female estrogen metabolism'. Gut Microbes, 15(1), 2236749.

92-93 Brennan, C. et al. (2024). 'Harnessing the power within: engineering the microbiome for enhanced gynecologic health'. Reproduction and Fertility, 5(2). ▪ Gliniewicz, K. et al. (2019). 'Comparison of the vaginal microbiomes of premenopausal and postmenopausal women'. Frontiers in microbiology, 10, 193. ▪ Park, M. G. et al (2023). 'Menopausal changes in the Microbiome—a review focused on the genitourinary Microbiome'. Diagnostics, 13(6), 1193. ▪ Grewal K et al. Chromosomally normal miscarriage is associated with vaginal dysbiosis and local inflammation. BMC Med. 2022 Jan 28;20(1):38. ▪ Vitale SG et al. The Role of Genital Tract Microbiome in Fertility: A Systematic Review. Int J Mol Sci. 2021 Dec 24;23(1):180. ▪ Bradford LL et al. The vaginal mycobiome: A contemporary perspective on fungi in women's health and diseases. Virulence. 2017 Apr 3;8(3):342-351. ▪ Park MG et al. Menopausal Changes in the Microbiome-A Review Focused on the Genitourinary Microbiome. Diagnostics (Basel). 2023 Mar 21;13(6):1193. ▪ Hillier SL et al. Vaginal microflora in postmenopausal women who have not received estrogen replacement therapy. Clin Infect Dis. 1997 Sep;25 Suppl 2:S123-6. ▪ Kim DS et al. Urinary Tract Infection and Microbiome. Diagnostics (Basel). 2023 May 31;13(11):1921.

99-108 Xing, Z. et al (2022). 'Association of age at menopause with type 2 diabetes mellitus in postmenopausal women in the United States: National Health and Nutrition Examination Survey 2011–2018'. Menopause Review/Przegląd Menopauzalny, 21(4), 229-235. ▪ Yan, H. et al. (2019). 'Estrogen improves insulin sensitivity and suppresses gluconeogenesis via the transcription factor Foxo1'. Diabetes, 68(2), 291-304. ▪ Purwar, A. et al (2022). 'Insulin resistance in polycystic ovarian syndrome'. Cureus, 14(10). ▪ Chao, A. M. et al (2017). 'Stress, cortisol, and other appetite-related hormones: Prospective prediction of 6-month changes in food cravings and weight'. Obesity, 25(4), 713-720. ▪ Adam, T. C. et al (2007). 'Stress, eating and the reward system'. Physiology & behavior, 91(4), 449-458. ▪ Aboeldalyl, S. et al (2021). 'The role of chronic inflammation in polycystic ovarian syndrome—a systematic review and meta-analysis'. International journal of molecular sciences, 22(5), 2734.

109-115 Wang, X. et al (2021). 'Exploring the biological activity and mechanism of xenoestrogens and phytoestrogens in cancers: emerging methods and concepts'. International journal of molecular sciences, 22(16), 8798. ▪ Canivenc-Lavier, M. C. et al (2023). 'Phytoestrogens and health effects'. Nutrients, 15(2), 317. ▪ Ragnarsdóttir, O. et al (2024). 'Dermal bioavailability of perfluoroalkyl substances using in vitro 3D human skin equivalent models'. Environment International, 188, 108772. ▪ Loretz, L. J. et al. (2005). 'Exposure data for cosmetic products: lipstick, body lotion, and face cream'. Food and Chemical Toxicology, 43(2), 279-291. ▪ Marroquin, J. et al (2024). 'Chemicals in menstrual products: a systematic review'. BJOG: An International Journal of Obstetrics & Gynaecology, 131(5), 655-664.

DIE POSITIVE METHODE

137-158 Hsu, M. C. et al (2018). 'Omega-3 polyunsaturated fatty acid supplementation in prevention and treatment of maternal depression: Putative mechanism and recommendation'. Journal of affective disorders, 238, 47-61. ▪ Winston, C. et al. (1999). 'Phytochemicals: health protective effects'. Canadian Journal of Dietetic Practice and Research, 60(2), 78. ▪ Thomson, R. L. et al (2012). 'Vitamin D in the aetiology and management of polycystic ovary syndrome'. Clinical endocrinology, 77(3), 343-350. ▪ Mei, Z. et al (2023). 'The role of vitamin D in menopausal women's health'. Frontiers in Physiology, 14, 1211896. ▪ Kim, K. et al (2020). 'Dietary intakes of vitamin B-2 (riboflavin), vitamin B-6, and vitamin B-12 and ovarian cycle function among premenopausal women'. Journal of the Academy of Nutrition and Dietetics, 120(5), 885-892. ▪ Salve, J. et al (2019). 'Adaptogenic and anxiolytic effects of ashwagandha root extract in healthy adults: a double-blind, randomized, placebo-controlled clinical study'. Cureus, 11(12). ▪ Lee, S. et al. (2009). 'Adolescent and adult soy food intake and breast cancer risk: results from the Shanghai Women's Health Study'. The American journal of clinical nutrition, 89(6), 1920-1926. ▪ Messina, M. (2016). 'Impact of soy foods on the development of breast cancer and the prognosis of breast cancer patients'. Forschende Komplementärmedizin/Research in Complementary Medicine, 23(2), 75-80. ▪ Dadkhah, H. et al (2016). 'Evaluating the effects of vitamin D and vitamin E supplement on premenstrual syndrome: A randomized, double-blind, controlled trial'. Iranian journal of nursing and midwifery research, 21(2), 159-164. ▪ Kamp, F. et al (2011). 'Effect of oral contraceptive use and zinc supplementation on zinc, iron and copper biochemical indices in young women'. e-SPEN, the European e-Journal of Clinical Nutrition and Metabolism, 6(6), e253-e258. ▪ Dording, C. M. et al. (2015). 'A Double-Blind Placebo-Controlled Trial of Maca Root as Treatment for Antidepressant-Induced Sexual Dysfunction in Women'. Evidence-Based Complementary and Alternative Medicine, 2015(1), 949036. ▪ Hamidpour, M. et al (2014). 'Chemistry, pharmacology, and medicinal property of sage (Salvia) to prevent and cure illnesses such as obesity, diabetes, depression, dementia, lupus, autism, heart disease, and cancer'. Journal of traditional and complementary medicine, 4(2), 82-88. ▪ Salve, J. et al (2019). 'Adaptogenic and anxiolytic effects of ashwagandha root extract in healthy adults: a double-blind, randomized, placebo-controlled clinical study'. Cureus, 11(12). ▪ Schellenberg, R. (2001). 'Treatment for the premenstrual syndrome with agnus castus fruit extract: prospective, randomised, placebo controlled study'. BMJ, 322(7279), 134-137.

159-173 Blanco-Pérez, F. et al (2021). 'The dietary fiber pectin: health benefits and potential for the treatment of allergies by modulation of gut microbiota'. Current allergy and asthma reports, 21, 1-19. ▪ Amabebe, E. et al (2020). 'Female gut and genital tract microbiota-induced crosstalk and differential effects of short-chain fatty acids on immune sequelae'. Frontiers in Immunology, 11, 2184. ▪ Katz, E. et al (2018). 'Indole-3-carbinol: a plant hormone combatting cancer'. F1000 Research, 7. ▪ Ağagündüz, D. et al (2022). 'Cruciferous vegetables and their bioactive metabolites: from prevention to novel therapies of colorectal cancer'. Evidence- Based Complementary and Alternative Medicine, 2022(1), 1534083. ▪ Yan, L. et al (2023). 'Therapeutic potential of sulforaphane in liver diseases: a review'. Frontiers in Pharmacology, 14, 1256029. ▪ DiNicolantonio, J. J. et al (2021). 'The importance of maintaining a low omega-6/omega-3 ratio for reducing the risk of autoimmune diseases, asthma, and allergies'. Missouri medicine, 118(5), 453. ▪ Blasbalg, T. L. et al (2011). 'Changes in consumption of omega-3 and omega-6 fatty acids in the United States during the 20th century'. The American journal of clinical nutrition, 93(5), 950-962. ▪ Mizawa, M. et al (2013). 'Stress evaluation in adult patients with atopic dermatitis using salivary cortisol'. BioMed research international, 2013(1), 138027. ▪ Meštrović-Štefekov, J. et al (2018). 'Psychological stress in patients with atopic dermatitis'. Acta Dermatove- nerologica Croatica, 26(4), 297-297. ▪ Schiavone, F. E. (1983). 'Elevated free testosterone levels in women with acne'. Archives of dermatology, 119(10), 799-802. ▪ Raghunath, R. S. et al (2015). 'The menstrual cycle and the skin'. Clinical and experimental dermatology, 40(2), 111-115. ▪ Watling, C. Z. et al. (2021). 'Associations of circulating insulin-like growth factor-I with intake of dietary proteins and other macronutrients'. Clinical Nutrition, 40(7), 4685-4693. ▪ Simpson, H. L. (1998). 'Insulin-like growth factor-I and diabetes. A review'. Growth Hormone & IGF Research, 8(2), 83-95. ▪ Brooke-Taylor, S. et al (2017). 'Systematic review of the gastrointestinal effects of A1 compared with A2 α-casein'. Advances in nutrition, 8(5), 739-748. ▪ Casanova, N. et al (2019). 'Metabolic adaptations during negative energy balance and their potential impact on appetite and food intake'. Proceedings of the Nutrition Society, 78(3), 279-289.

174–183 Srikanthan, P. et al (2014). 'Muscle mass index as a predictor of longevity in older adults'. The American journal of medicine, 127(6), 547–553. ▪ Haines, M. S. et al (2020). 'Association between muscle mass and insulin sensitivity independent of detrimental adipose depots in young adults with overweight/obesity'. International journal of obesity (2005), 44(9), 1851–1858. ▪ Tiidus P. M. (2011). 'Benefits of estrogen replacement for skeletal muscle mass and function in post-menopausal females: evidence from human and animal studies'. The Eurasian journal of medicine, 43(2), 109–114. ▪ Schoenfeld, B. (2011). 'Does cardio after an overnight fast maximize fat loss?'. Strength & Conditioning Journal, 33(1), 23-25. ▪ Bellini, A. et al (2022). 'The Effects of Postprandial Walking on the Glucose Response after Meals with Different Characteristics'. Nutrients, 14(5), 1080. ▪ Mahindru, A. et al (2023). 'Role of Physical Activity on Mental Health and Well-Being: A Review'. Cureus, 15(1), e33475. ▪ Copeland, J. L. et al (2002). 'Hormonal responses to endurance and resistance exercise in females aged 19-69 years'. The journals of gerontology. Series A, Biological sciences and medical sciences, 57(4), B158–B165. ▪ Varghese, S. et al (2024). 'Physical Exercise and the Gut Microbiome: A Bidirectional Relationship Influencing Health and Performance'. Nutrients, 16(21), 3663. ▪ Noetel, M. et al (2024). 'Effect of exercise for depression: systematic review and network meta-analysis of randomised controlled trials'. BMJ 2024; 384 :e075847 ▪ Fricke, A. et al (2021). 'Mini-Trampoline Jumping as an Exercise Intervention in Postmenopausal Women to Improve Women Specific Health Risk Factors'. International journal of preventive medicine, 12, 10.

184-194 ZOE. Going to bed earlier may prevent serious disease, ZOE study shows. ▪ Baker, F. C. et al (2018). 'Sleep and sleep disorders in the menopausal transition'. Sleep medicine clinics, 13(3), 443-456.

195-205 Lee, I. et al (2017). 'Increased risk of disordered eating in polycystic ovary syndrome'. Fertility and sterility, 107(3), 796-802. ▪ Hsu, T. W. et al. (2024). 'Suicide attempts after a diagnosis of polycystic ovary syndrome: a cohort study'. Annals of internal medicine, 177(3), 335-342. ▪ Laganà, A. S. et al. (2017). 'Anxiety and depression in patients with endometriosis: impact and management challenges'. International journal of women's health, 323-330 ▪ Freeman, E. W. (2010). 'Associations of depression with the transition to menopause'. Menopause, 17(4), 823-827. ▪ Lawrence, S. et al (2024). 'Post traumatic stress disorder associated hypothalamic-pituitary-adrenal axis dysregulation and physical illness'. Brain, Behavior, & Immunity-Health, 100849. ▪ Kundakovic, M. et al (2022). 'Sex hormone fluctuation and increased female risk for depression and anxiety disorders: from clinical evidence to molecular mechanisms'. Frontiers in neuroendocrinology, 66, 101010. ▪ Vitale, S. G. et al (2017). 'The impact of lifestyle, diet, and psychological stress on female fertility'. Oman Medical Journal, 32(5), 443. ▪ Keyes, K. M.(2019). 'Is there a recent epidemic of women's drinking? A critical review of national studies'. Alcoholism: clinical and experimental research, 43(7), 1344-1359. ▪ Cregg, D. R. et al (2023). 'Healing through helping: An experimental investigation of kindness, social activities, and reappraisal as well-being interventions'. The Journal of Positive Psychology, 18(6), 924-941. ▪ Laranjeira, C.et al (2022). 'Hope and optimism as an opportunity to improve the "positive mental health" demand'. Frontiers in Psychology, 13, 827320. ▪ CDC. gov. Social Connection. ▪ Fryburg, D. A. (2022). 'Kindness as a stress reduction–health promotion intervention: a review of the psychobiology of caring'. American journal of lifestyle medicine, 16(1), 89-100.

Register

5-Alpha-Reduktase 85, 168

A

Adaptogene 155
Adrenalin 58, 59
Ängste 65, 178, 191, 195–196, 207
Akne 167–169
Albumin 53, 82, 126
Alkohol 163–164, 198
Allergien 40–41
Allopregnanolon 43, 44
Alltagsprodukte 109
Aluminium 111
Aminosäuren 29, 78, 126
anabole Hormone 178
Androgene 34, 55, 68, 70
Androstendion 30, 54
Antioxidantien 76–77, 98, 137, 138, 142, 144, 148, 149
Aromatase 33–34, 79
Aromatisierung 33
Ashwagandha 156
Atemübungen 203
Athletinnen-Trias 179
ATP (Adenosintriphosphat) 66, 75, 130

B

Ballaststoffe 130, 132
Bauchfett 60, 62, 70
Bauchspeicheldrüse 66, 67, 70, 80, 99, 132
Beta-Carotin 143
Bewegung 18, 19, 24, 174–183, 201, 202
Bikarbonate 154
Bio-Lebensmittel 166–167
Biotransformation 96–97, 162
Blutdruck 68, 101
Blutzuckerspiegel 62, 69, 70
  Kohlenhydrate und 126, 128
  negative Rückkopplungsschleife 67, 68
  schwankender 131–132
  stabiler 125, 128, 130, 134
BPA 111
Burn-out 63, 65, 177, 184

C

C-reaktives Protein (CRP) 108
Cardio 175, 180–181, 182
Carotinoide 143
CBG (Cortisol-bindendes Globulin) 82
Cholesterin 28–29, 30, 34, 94
Corpus Luteum 42, 45, 49, 50
Cortisol 22, 23, 56–65, 171
  Cortisol-Aufwachreaktion 184–185, 189
  Dysfunktion 7, 8, 83, 105
  und Haut 167
  und Oxytocin 78
  Selbstkritik und 207
  Stress und 104–107, 196–198
  Synthese von 28, 29, 85
  Transport 82
Covid 17
CYP-Enzyme 96, 164

D

Dankbarkeit 202, 204
Darmgesundheit 87–91, 128, 130, 137, 159–162, 163, 171
Davis, Dr. Colin 10
Depression 44, 58, 139, 178, 195–196
DHEA (Dehydroepiandrosteron) 29, 30, 55, 178
DHEA-S (Dehydroepiandrosteronsulfat) 55, 167
DHT (5-Alpha-Dihydrotesteron) 54, 85, 167, 168
Diabetes, Typ 2 37, 38, 100, 101, 185
Diaminoxidase (DAO) 40
Dopamin 53, 73–74, 78
Drüsen 80, 81, 86, 94

E

Eierstöcke 29, 31, 32, 47, 52, 79, 80
Einstellung, positive 18, 19, 24, 199–204
Eisen 139, 150, 152
Eisprung 33, 45, 49, 79, 184
Elektrolyte 154, 158
endokrine Disruptoren 109–115
endokrines System 22, 80–83, 89, 102
Endometriose 8–9, 10, 15, 46, 47, 90, 108, 195
Endometrium 45, 46
Endorphine 174, 178
enterochromaffine Zellen 73, 76
Entgiftung 81, 86, 94, 95, 96–98, 142
Entspannung 201
Entzündung 99, 104, 107–108, 137–138
Environmental Working Group (EWG) 166
Ernährung 18, 19, 24, 105, 107–108, 159–173 125–173
  und Bewegung 176–178
  bewusste 159–173
  und Schlaf 186, 190–191
Erschöpfung 63
Ewigkeitschemikalien 110–112, 113
exokrine Drüsen 94

F

farbenfroh essen 137–158
fermentierte Lebensmittel 161
Fette 29, 125–126, 132, 133, 135, 136, 157, 158
Fettleibigkeit 14, 17, 38, 101, 107, 185
Follikelphase 47
Fortpflanzungssystem 47–51
Fragebogen zur Selbsteinschätzung 25, 26–27
freie Radikale 76, 77, 98, 144
Freundlichkeit 199, 203
FSH (follikelstimulierendes Hormon) 23, 33–34, 47, 79
funktionelle hypothalamische Amenorrhoe 61

G

GABA 43, 44, 49
Gehirn 43, 52, 59, 70, 87
Gemüse 164–165, 166
Gestagen 44
Gewürze 155
Ghrelin 186, 190
GI (Glykämischer Index) 130–131
Giftstoffe 109–115
Global Women's Health Index 17
Globuline 94
Glukokortikoide 60
Glukoneogenese 62
Glukose 62, 127, 130
  und Bewegung 174, 176, 182, 202
  und Insulin 66, 70, 99, 100
  und Schlaf 185–186
  Glukosespitzen 66, 68, 70, 99, 129, 131, 132, 133, 134, 135
Glycin 162

H

Halo-Effekt 170
Haushaltsprodukte 115
Haut 29, 110, 112, 138, 167–169
HbA1C-Test 103
Heißhunger 70

HHN-Achse (Hypothalamus-Hypophysen-Nebennierenrinden-Achse) 56, 57, 78, 155, 208
HHO-Achse (Hypothalamus-Hypophysen-Ovar-Achse) 61
Hilfe suchen 204
Histaminintoleranz 40–41
hochverarbeitete Lebensmittel 107, 115, 124, 144, 169–170
hoher Blutdruck 68, 101
Honig 129
Hunger, Schlaf und 186
Hygieneprodukte 112, 114, 115
Hyperandrogenismus 53
Hyperthyreose 71–72
Hypophyse 47, 56, 71, 78, 79, 80
Hypothalamus 47, 56, 57, 58, 78, 79, 80, 188

I, J

Immunsystem 40–41, 42, 87, 108
Ingwer 156
innere Uhr einstellen 188–190
Insulin 22, 23, 62–71, 131, 171
  und Bewegung 174, 176, 182
  Dysregulation 56, 68, 70, 98
Insulinresistenz 36, 37, 68, 70, 82, 98, 99–104, 106–107, 132, 135, 174
Insulinsensitivität 103, 125, 134
  und Östrogen 102
Interleukin-6 (IL-6) 108
Jod 71–72, 152

K

Kalium 154
Kalorien 171
Kalzium 150, 151, 154
Knochenbrühe 162
Kohlenhydrate 125, 126–132, 135
Krafttraining 175, 179, 180, 182
Kreativ sein 201
Kreuzblütlergemüse 164–165
Kräuter 155
Kunststoffe 109, 110, 111
Kupfer 153, 154
Kurkuma 156
Körperfett 35, 60, 62, 65, 70, 107

L

Laktobazillen 92, 93
Laufen 180–181
Leaky Gut 162
Leber 28, 91, 94–98, 162–165
Leberfunktionen 94, 95
Leptin 35, 186
Lesen 203
LH (Luteinisierendes Hormon) 49, 79
Libido 52–53
Lutealphase 42, 49–50
Lycopin 143

M

Maca-Wurzel 155
Magnesium 138, 150, 151, 154
Makronährstoffe 125–136, 142
Meditation 203
Melatonin 23, 29, 75–77, 85, 89, 187–188, 189–190
Menopause 32, 78, 90, 138
  Bewegung und 174, 177, 181
  Depression und 195–196
  Eintrittsalter 14, 17
  Insulinresistenz und 101
  Osteoporose 147
  Östradiol und 33
  und Östrogen 61
  und Phytoöstrogene 145
  und Schlaf 186
  und Skelettmuskelmasse 175
Menstruation 38, 46, 47–51
  Östrogen und 32,
  Progesteron und 46, 47–51
  Schlaf und 186–187
  Zyklus 47, 53, 172, 177
metabolisches Syndrom 37, 38, 101
Mikrobiome
  Darmmikrobiom 87–91, 137, 159–162
  Vaginalmikrobiom 91, 92–93, 137, 159, 162
Milchprodukte 168–169
Mineralstoffe 144, 150–153
Mitmenschen 109, 113
Mitochondrien 75, 76
Mönchspfeffer 156
Musik 203
Mutterschaft und Schlaf 187–188

N

Natrium 154
Natur 201
Nebennieren 29, 31, 52, 55, 80
  Cortisol 22, 56, 57, 59
  Schwäche 60
Nebennierenrinde 42
negative Rückkopplungsschleife 67, 68, 81
Neuropeptide 78
Neurotransmitter 73–74, 126
Nucleus suprachiasmaticus (SCN) 188, 189
Nüchternblutzuckertest (FBG) 103

O

Obst 129, 166
Östetrol 33, 34
Östradiol (E2) 33–34, 37, 49, 53, 79
  Entstehung 30
  niedriger Spiegel 102
  und Insulin 37, 101
  Sport und 178
  Testosteron und 100
Östriol 30, 33, 34
Östrobolom 89, 90–91
Östrogen 9, 23, 32–41, 91, 95, 96–97, 98, 162–163, 196
  und Cortisol 61–62
  und Darm 89, 90, 91
  Dominanz, Histamin und Allergien 40–41
  Entgiftung 91, 95, 96–97, 162–163
  Fremdöstrogene 110
  und Haut 167
  und Insulin 36, 37, 102
  und Leber 162–163
  Mangel und Ungleichgewicht 24, 35–38, 61, 142
  und Menstruationszyklus 45, 46, 47–51
  und Phytoöstrogen 142
  und Progesteron 39, 42, 45, 46
  Rezeptoren 100
  und Serotonin 74
  und Skelettmuskelmasse 175
  Synthese von 28, 29, 30, 33–34, 54, 154
  und Testosteron 85, 102
  Transport 82
  Überschuss 39, 91, 95, 97
  Umweltöstrogene 40
  und Vaginalmikrobiom 92–93
Östron (E1) 33, 34
Omega-3 137, 138, 139, 165–166
Omega-6 137, 138, 165
Osteoporose 147
oxidativer Stress 77, 144
Oxytocin 23, 78, 187, 198, 199

P

Parabene 111, 112
parasympathisches Nervensystem (PNS) 106
PCOS (polyzystisches Ovarialsyndrom) 7–8, 10, 17
  und Angst 195
  und Bewegung 177
  und Darmgesundheit 89
  Diagnose 15
  und Insulinresistenz 101, 102
  und Schlaf 186
  und Sexualhormone 38, 49
  Vitamin-D-Mangel 147

Peptide 29, 78, 126
Perfektionismus 207–208
Perimenopause 32, 79, 90, 172
  und Bewegung 177
  Depression und 58, 195–196
  Insulinresistenz 37
  Östrogen und 33, 35
  und Phytoöstrogene 145
  Schlaf und 186
Pestizide 109, 111
PFAS 111, 112
Phthalate 111, 112
Phytonährstoffe 137, 140–142
Phytoöstrogene 110, 138, 142–143, 145
Pilates 182
Plastik 14, 40
PMDS (prämenstruelle dysphorische Störung) 43, 44
PMS (prämenstruelles Syndrom) 42, 44, 47, 50–51, 186–187
Positivität 18, 19, 24, 199–204
positiv leben 195–205
postpartale Depression 44, 196
Präbiotika 128, 129, 159–160, 162
Pregnenolon 29, 30, 31, 34, 84
Probiotika 159, 160, 161, 162
Produktetiketten entschlüsseln 113
Progesteron 23, 34, 42–46, 89
  Mangel 24, 39, 42–43, 45
  und Menstruationszyklus 42, 45, 46, 47–51
  und Östrogen 39, 42, 45, 46
  und psychische Gesundheit 43–45, 195
  und Schlaf 187
  und Serotonin 74
  Synthese von 28, 29, 30, 31, 84
Prostaglandine 51
Protein 125, 126, 132, 133, 135, 136, 157, 170
psychische Gesundheit 43–45, 58–60, 73–74, 200
Pubertät 14, 32, 138, 172, 177
  Beginn 17, 33, 47
  Östrogen und 32, 33, 35

R
Radfahren 181
Raphe-Kerne 73
Rebounding 181–182
Regelschmerzen 50–51
regeneratives Training 182
Reinigungsmittel 115
resistente Stärke 128, 160
Rezeptorkomplex 83

S
Salbei 155
Scham 207, 208–209
Schilddrüse 24, 71–72, 80, 182
Schilddrüsenhormone 23
schilddrüsenstimulierendes Hormon (TSH) 71, 72
Schlaf 18, 19, 24, 75, 76, 184–194, 203
Schwangerschaft 34, 42, 157, 187
  Bewegung und 174, 177, 181
  Ernährung und 139, 172
Schwermetalle 111, 112
Selbstfürsorge 198–199, 204
Selen 153
Serotonin 23, 28, 53, 73–74, 78, 174
  und Angst 195
  und Melatonin 75, 84
  und PMS 50
  Synthese von 76, 89
Sexualhormone 28, 126
  und Insulinresistenz 36, 37, 100, 102–103
  Synthese von 28, 29, 30
SHBG (Sexualhormon-bindendes Globulin) 53, 82, 100, 102, 126
Skelettmuskeln 174–175, 180
Snacks 134, 135
Spazierengehen 180, 202
Spielen 204
Steroidhormone 28, 29, 30, 34
Stimmung 43–45, 73–74, 138, 178–179, 195
Stoffwechsel 71, 72, 74, 94, 171
Stress 58, 99, 177, 195, 207
  chronischer 56–58, 62–63, 65, 104–107
  Stressmanagement 196–198
Stress-Reaktionssystem 58, 59
Stärke 126, 130, 133–136, 158
Sulforaphan (SFN) 164
sympathisches Nervensystem (SNS) 106
Synbiotika 162

T
T3 (Trijodthyronin) 71, 72
T4 (Thyroxin) 71, 72
Tanzen 181, 203
Testosteron 23, 52–55, 79, 178, 102, 103
  und Darm 89
  und Haut 167, 168
  und Östrogen 84, 102
  Synthese von 28, 29, 30, 54
  Überschuss 53, 82, 100,
Training 175–183
Transgender-Personen 37
Tryptophan 29, 73, 75, 190
Typ-2-Diabetes 37, 38, 100, 101, 185

U
UV-Filter, chemische 111

V
Vaginalmikrobiom 91, 92–93, 137, 159, 162
Verdauung 88, 130–131
Verstopfung 98
Vitamine 144–150
Vitamin A 146, 148, 157
Vitamin B 146, 147, 150
Vitamin B12 (Cobalamin) 146, 147, 150
Vitamin C 146, 149, 150
Vitamin D 28, 29, 43, 146–147, 150, 158
Vitamin E 138, 146, 148, 157
Vitamin K 146, 149, 158
Vorschläge für Mahlzeiten 133–134

X
Xenoöstrogene 40, 110

Y
Yoga 182

Z
Zimt 156
Zink 150, 153
Zirbeldrüse 75, 80
zirkadianer Rhythmus 76, 184
Zucker 126, 127, 129
Zytokine 108, 126

DANK DER AUTORIN

Vielen Dank an das großartige Team bei DK unter der Leitung von Zara Anvari. Dank an die Lektorinnen Amy Slack und Zoë Jellicoe sowie an die Grafikerinnen Barbara Zuniga und Eloise Myatt. Dank an Silvia Dembner und Issy Panay. Dank auch an Arielle Steele für die redaktionelle Unterstützung.

Valeria Huerta, meiner Agentin – vielen Dank für deinen Glauben an mich, und dafür, dass du das perfekte Zuhause für mein Buch gefunden hast. An meine PR-Expertin und Copilotin Aish Shah – ich könnte mir diese Reise ohne dich nicht vorstellen.

An meine Kinder Otis und Dusty: Danke, dass ihr so wundervoll wart, während ich dieses Buch geschrieben habe. An meinen Mann Ben. Wo wäre ich ohne dich? Danke für eure Liebe, eure Unterstützung und eure Fähigkeit, mich zum Lachen zu bringen, wenn ich es am meisten brauche.

Mum und Dad – ich bin dankbar für eure Liebe, eure inspirierende Arbeitsmoral und eure Großzügigkeit. Danke für alles. An Laura, meine große Schwester – danke dir, zusammen mit James, Lochie und Christie, dafür, dass ihr immer für mich da seid. Apple Nanny & Grandad und Bubbles Nanny & Grandad – ich weiß, wie stolz ihr wärt. Danke an alle Mitglieder der Familien Smith, Hope, Alderson und Johnson.

An meine lieben Freunde – ihr wisst, wen ich meine. Ich schätze eure Liebe und Unterstützung.

Danke an die inspirierenden Lehrer und Lehrerinnen in meinem Leben, insbesondere an Mr. und Mrs. Kelley und Mr. Gifford in Queenswood School. An meine Design Bridge-Familie, die mich Storytelling gelehrt hat, insbesondere an Dave Annetts und Claire Robertshaw – danke, dass ich meinen Traum vom ernährungswissenschaftlichen Studium verwirklichen konnte, während ich noch für euch gearbeitet habe. An meine Klientinnen und die Mitglieder des Positive Method Clubs, ehemalige und aktuelle – danke.

DANK DES VERLAGS

DK dankt Vanessa Bird für das Register und Athena Stacy für die redaktionelle Unterstützung. Vielen Dank an Hannah Alderson für die Genehmigung zum Abdruck des Bildes auf S. 224.

DK | Penguin Random House

DK London

Lektorat Stephanie Jackson, Zara Anvari, Amy Slack , Zoe Jellicoe

Gestaltung und Bildredaktion Maxine Pedliham, Barbara Zuninga, Heather Blagden, Aditya Katyal, Evi-O.Studio / Eloise Myatt

Herstellung Tony Phipps, Luca Bazzoli, Emily Cannings

Für die deutsche Ausgabe:
Projektbetreuung Caren Kinscherf
Herstellungskoordination Claudia Rode
Herstellung Verena Marquart

Titel der englischen Originalausgabe:
Everything I know about hormones

© Dorling Kindersley Limited, London, 2025
Ein Unternehmen der Penguin Random House Group,
20 Vauxhall Bridge Road, London SW1V 2SA
Alle Rechte vorbehalten

Text © Hannah Alderson 2025

© der deutschsprachigen Ausgabe 2025
Dorling Kindersley Verlag GmbH, Arnulfstr. 124, 80636 München
Ein Unternehmen der Penguin Random House Group
Alle deutschsprachigen Rechte vorbehalten

Jegliche – auch auszugsweise – Verwertung, Wiedergabe, Vervielfältigung oder Speicherung, ob elektronisch, mechanisch, durch Fotokopie oder Aufzeichnung, bedarf der vorherigen schriftlichen Genehmigung durch den Verlag.

Die automatisierte Analyse des Werkes, um daraus Informationen, insbesondere über Muster, Trends und Korrelationen gemäß § 44b UrhG (Text und Data Mining) zu gewinnen, ist untersagt.

Übersetzung Karin Hofmann
Lektorat Julia Niehaus

ISBN 978-3-8310-5223-3
5902-348876-24303-01

Druck und Bindung TBB, a.s., Slowakei

FSC www.fsc.org MIX Papier | Fördert gute Waldnutzung FSC® C018179

www.dk-verlag.de

Wichtiger Hinweis

Autorin und Verlag lehnen Haftung für Schäden aller Art ab, die sich direkt oder indirekt aus der Anwendung der Inhalte in diesem Buch ergeben. Diese dienen zu Informationszwecken und als Orientierungshilfe und können die Beratung durch einen Arzt nicht ersetzen. Die beschriebenen Inhalte basieren auf den aktuellen wissenschaftlichen Erkenntnissen und den zum Zeitpunkt der Veröffentlichung verfügbaren Informationen zum Thema. Dieses Buch ist für die breite Öffentlichkeit bestimmt, daher erlaubt sich die Autorin gelegentlich, komplexe wissenschaftliche Zusammenhänge vereinfacht darzustellen.

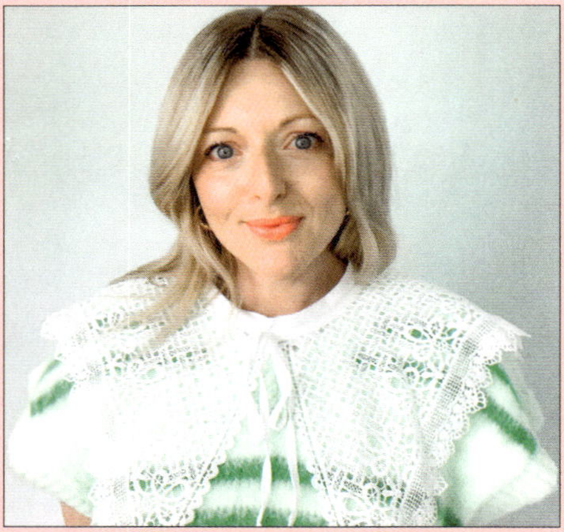

ÜBER DIE AUTORIN

Hannah Alderson ist zertifizierte Ernährungsberaterin und hat es sich zur Aufgabe gemacht, Frauen auf ihrem Weg zu einem gesunden Hormonhaushalt und allgemeinem Wohlbefinden zu unterstützen. Sie absolvierte ihre Ausbildung am College of Naturopathic Medicine und am Institute of Functional Medicine. Sie ist Spezialistin für Essstörungen, Mitglied der British Menopause Society und Mitglied des medizinischen Beirats der PCOS Awareness Association.

Aufgrund ihrer beruflichen Expertise und ihrer persönlichen Erfahrungen mit PCOS und Endometriose gründete Hannah Alderson 2018 ihre eigene weltweit tätige Online-Privatpraxis, mit der sie das Leben Hunderter Klientinnen veränderte. Sie hat außerdem den Positive Method Club gegründet, eine Online-Mitgliederplattform, die Beratung zu Hormongesundheit und allgemeinem Wohlbefinden bietet.

Hannah Alderson ist unter hannahalderson.com oder auf Instagram unter @hannahaldersonnutrition zu finden.

Noch mehr zum Thema Gesundheit

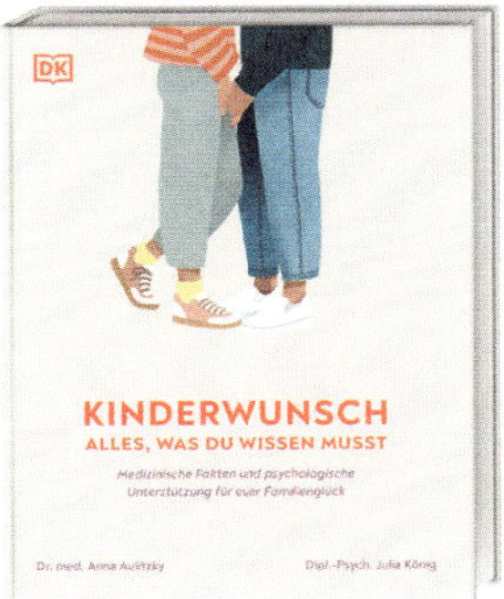

ISBN 978-3-8310-5160-1

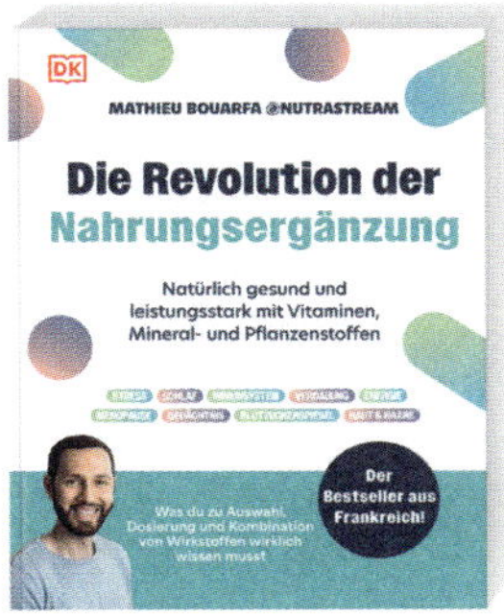

ISBN 978-3-8310-5186-1

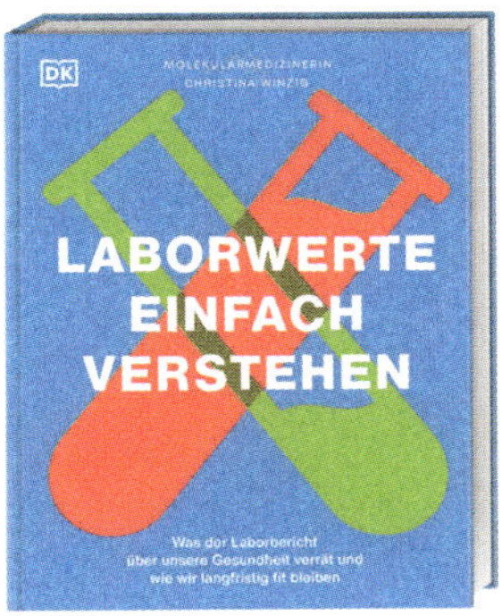

ISBN 978-3-8310-5191-5

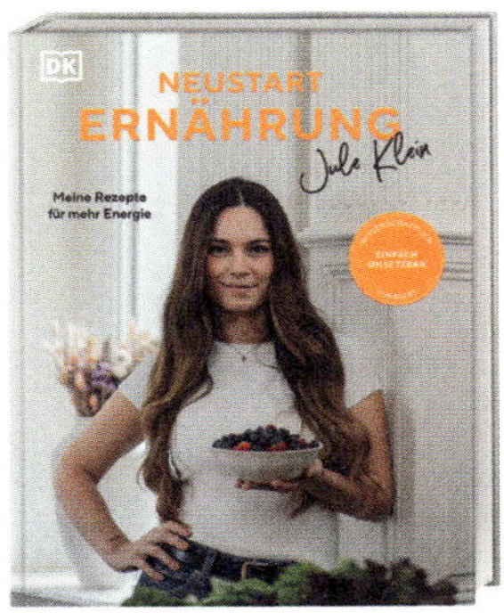

ISBN 978-3-8310-5075-8

DK
www.dk-verlag.de

Neugierig auf mehr?